아주 쉽게 담배를 끊는 방법

斷煙術

담배여, 굿바이!

김성숙 엮음

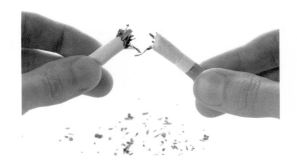

동서문화사

머리글

단연을 결단하라!
'금연'으로는 담배를 끊을 수 없다

'금연(禁煙)'으로는 담배를 끊을 수 없다. 금연에는 '인내'라고 하는 고행이 따르며 미련이 남기 때문이다. 담배를 참기만 한다고 끊을 수 있는 것이 아니다.

담배를 끊기 위해서는 단연코 '단연(斷煙)'을 결단해야 한다. 그래야 담배를 끊을 수가 있다. 이때 담배를 끊으려고 하는 사람들은 담배보다 우위를 차지하게 된다. '그까짓 거 담배쯤이야' 하는 자신감으로, '금연'과 달리 주체적으로 판단하고 행동하는 것이다. 금단 증상 등 약간의 고통은 있을 수 있다. 그러나 억지로 참는 것이 아니므로 거뜬히 견딜 수 있다.

금연을 하려고 하다가 여러 번 실패했던 사람이라면 한 번 생각해 보기 바란다. 나는 왜 실패했는가. 그런 다음 이 책을 통해 용기를 얻기 바란다.

'담배를 끊는 것'에 기교 같은 것은 필요가 없다. 아예 딱 끊어 버리는 것이다. 담배를 얕잡아 보지 말라! 단연을 결단하라!

차례

머리글

제1부 담배란 무엇인가
제1장 담배 이야기

제1부

담배란 무엇인가

적을 알고 나를 알면 100전 100승

제1장
담배 이야기

콜럼버스의 대항해를 거친 16세기 이후 기호품인 담배는 온 세계로 퍼져나갔다.

그 동안 담배에는 많은 사연이 있었다. 이러한 담배에 대해서 알아보는 것도 '적을 안다'는 뜻에서 무의미한 일은 아닐 것이다.

신대륙에서 태어난 가짓과 식물 '담배'

담배의 기원

평소에 사람들이 피우는 '궐련'이나 '잎담배', '파이프 담배' 등 각종 담배 제품은 가짓과 담배속 식물이 그 원료이다.

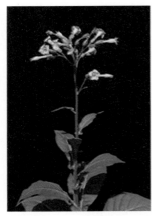

기원은 아메리카 대륙에 있다고 여겨지고 있으며 16세기 초에는 이미 몇 가지 종류의 담배속 식물이 재배되고 있었다.

이 시대부터 500년 가량의 시간이 지난 현재 황색엽이나 발레엽, 오리엔트엽이나 재래엽 등 많은 담배가 재배되고 있는데, 태반

가련한 꽃이 피는 '니코티아나 타바쿰'

은 '니코티아나 타바쿰'이라는 종에 속한다. '재배담배'라는 뜻을 지닌 이것은 현재의 담배 제조에서 없어서는 안 될 '담배'의 대명사격인 식물이다.

이제까지의 연구로는 볼리비아와 아르헨티나 국경에 걸쳐 있는 안데스산 속에 분포하는 야생식물이 '니코티아나 타바쿰'의 양친으로 알려져 있다.

세 가지 흡연 형태

빤다·씹는다·맡는다

15세기 말 콜럼버스가 도달한 신대륙(아메리카 대륙)에서는 이미 담배 문화가 발전하고 있었다.

담뱃잎을 쪄서 짜낸 즙을 핥는 등 특수한 방법도 있었으나 흡연 형태는 크게 나누면 다음 세 가지였다.

1. 피운다(흡연)…담배의 잎을 태워 그 연기를 들이마신다.
2. 씹는다(씹는 담배)…입 안에서 껌처럼 담배를 씹는다
3. 맡는다(코담배)…가루 모양으로 만든 담배를 코에 바르거나 들이마신다.

선주민이 활용하고 있던 '피우는 담배'

잎담배, 궐련, 파이프 담배

'피우는 담배'는 신대륙의 각지에 보급되어 있었다. 여기에는 여러 유형이 있는데, 이를 크게 나누면 다음과 같다.

▶잎담배…담뱃잎을 통 모양으로 만 것
▶궐련…옥수수 껍데기 등으로 만 것
▶파이프 담배…파이프를 사용해서 피우는 것

주로 파이프 흡연은 북미 선주민 사이에서 이루어졌다.

파이프의 소재로는 돌이나 찰흙 등 다양한 소재가 사용되었고 취향을 살린 파이프도 많이 만들어졌다.

현재의 멕시코 중앙부에서 번창했던 아즈텍 왕국에서는 멕시코 대나무나 갈대 등을 사용한 '아카제토르'라고 불리는 흡연 형태가, 아마존강 유역에서는 '씹는 담배'나 '맡는 담배' 등의 흡연 형태가 각각 주류를 이루고 있었다고 한다.

원래는 신들에게 바치기 위한 신성한 물품

돌기둥에 새겨진 '담배'를 피우는 마야의 신

인류가 언제부터 담배를 이용하거나 즐기게 되었는가는 유감스럽지만 분명하지가 않다.

그러는 가운데에서도 담배의 역사에 대한 많은 문헌이 처음으로 다뤄지고 있는 것이 멕시코 남동부 치아파스주에 있는 세계문화유산 '파렌케 유적'의 부각(浮刻)이다.

'파렌케 유적'은 기원전 7~8세기에 영화를 누린 마야 문명의 유산인데, 이 부각은 그 중 '십자가의 신전'이라고 불리는 신전 안의 돌기둥에 새겨진 것이다.

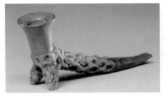

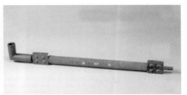

멕시코 서부에서 출토된 토제 파이프   북미 선주민이 사용한 카틀리나이트제 파이프

튜브 모양으로 생긴 것을 입에 문 채 끝에서 연기를 내뿜는 모습은 의인화된 신이 담배를 피우고 있는 모습을 표현하고 있는 것을 볼 때 마야 문명의 시대에 사람들은 이미 담배를 즐기고 있었다는 것을 추측할 수가 있다.

또 '파렌케 유적'의 부각 외에도 담배를 피우는 신의 모습은 여러 모양으로 묘사되어 있는 것을 볼 때, 그때 사람들이 '담배는 신의 마음에 드신 물건이다'고 믿고 있었던 것으로 추측할 수 있다.

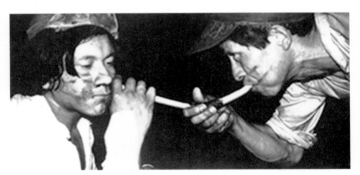

아마존 원주민들 '코담배' 피우는 장면

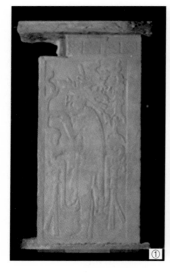

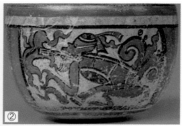

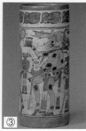

① 마야의 신의 부각(복제)

② 흡연하는 사람을 그린 채문병(6~9세기)

③ 흡연하는 사람을 그린 채문호(7~11세기)

기호품으로 즐기게 된 '담배'

생일이나 결혼 축하에 등장

　이와 같이 신을 섬기는 제사(祭祀)에 쓰인 '담배'는 차츰 기호품으로서 즐기기도 했다.

　현재의 멕시코에서 온두라스와 엘살바도르 지역에서 번영했던 아메리카 문명 등에서는 '담배'는 의식에 쓰인 특별한 식물이었다.

　뿐만 아니라 생일 축하나 결혼 축하의 장에 담배가 나오게 되어 그 결과 일반 사람들 사이에서도 흡연 풍습이 퍼지게 되었다.

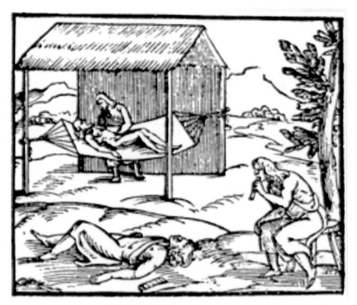

16세기에 그려진 '담배'에 의한 도취 상태의 그림

의식이나 치료에 쓰인 '담배'

피어오르는 연기로 신의 계시 판단

마야 문명을 위시해 신과 '담배'의 관계를 믿었던 신대륙(아메리카 대륙)에서는 담배는 의식에서 빠질 수 없는 것이었다.

담배에서 피어오르는 '자연(紫煙)'은 신에게 바치는 좋은 공물(供物)인 동시에 계시를 전하는 것으로 여겨 그 불꽃의 움직임이나 연기의 모양으로 싸움의 승패나 미래의 길흉을 점쳤다.

또 북미 선주민 사이에서는 부족 간의 화목을 맺는 의식 때 파이프 흡연이 이루어지기도 했다.

더 나아가서 의식에서 활용되게 된 담배는 치료에도 쓰였다.

신대륙에서는 병을 일으키는 것은 몸에 깃든 악령 때문이며 영력(靈力)을 가진 주술사가 그것을 내쫓음으로써 회복되는 것이라고 믿고 있었다.

우정의 증표로서의 담배

콜럼버스와 담배의 만남

1492년 스페인의 후원을 얻은 콜럼버스는 '황금의 나라'를 목표로 삼아 떠난 고생스러운 항해 끝에 출발한 지 71일째가 되는 10월 12일 이른 아침, 신대륙의 카리브 해안에 있는 제도, 즉 서인도 제도의 하나인 과나하니 섬에 상륙하게 된다.

콜럼버스에 의해서 '성스러운 구세주'라는 뜻으로 '산살바도르'라고 명명된 섬에는 사람들이 상상도 하지 못했던 풍요로운 자연과 문화가 있었다. 그리고 그가 이 섬에 상륙한 것은 유럽 사람들에게 미지의 세계로 향한 대문을 여는 큰 사건이 되었다.

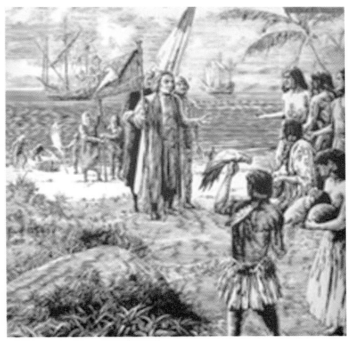

콜럼버스와 담배의 만남(상상도)

콜럼버스가 받은 '향기 진하고 건조한 잎'

콜럼버스 일행이 맨 처음에 만난 것

왕기(王旗)와 십자가를 선두로 산살바도르 섬에 상륙한 콜럼버스 일행이 맨 처음 만난 것은 선주민인 아라와크족이었다.

우호의 증표로서 거울과 유리 구슬을 보낸 콜럼버스 일행에게 아라와크족은 진기한 음식과 과실 외에 향기가 진하고 건조한 잎을 보냈는데 이것이 유럽 사람들이 '담배'를 접한 최초의 순간이라고 여겨지고 있다.

'담배'를 기호품으로 즐기고 있던 선주민

콜럼버스가 본 선주민의 불가사의한 습관

유럽인으로서 처음으로 신대륙에 발을 들여놓은 콜럼버스 일행—이윽고 그들은 선주민들이 행하는 이상한 습관, 즉 흡연을 보게 된다.

이 기묘한 광경을 처음으로 본 사람은 배 승무원이었던 헤레스와 트레스였다.

콜럼버스로부터 섬 안의 탐색 명령을 받은 두 사람은 섬 깊숙이 들어가 거기에서 선주민들이 담배를 피우는 모습을 보게 된 것이다.

범선을 타고 대서양을 건너간 '담배'

활발한 교류와 각 나라 산물의 소개

콜럼버스의 신대륙 발견은 세계에 대항해시대의 문호를 열었다. 이 일로 인해 세계 안에서 사람들의 교류가 활발해짐과 동시에 각 나라의 산물이 서로 소개되었다.

우선 신대륙으로부터 유럽으로는 옥수수나 감자 등이 건너갔고 유럽에서 신대륙으로는 보리 등의 곡류를 비롯해 소나 말과 같은 가축이 건너갔다. 이때 유럽으로 '담배'가 전래된

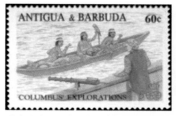
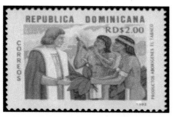

갑판에 선 콜럼버스에게 작은 배를 탄 선주민이 음식이나 과일 등을 선사하려고 하는 것을 상상해서 그린 우표

콜럼버스 앞에서 선주민들이 흡연을 하고 있는 모습을 그린 우표

것이다.

'담배'는 본디 관상용 식물인 동시에 약초로 인식되었으나 차츰 흡연 풍습이 퍼져 기호품으로 유행되게 되어 이윽고 세계 각지에 전달되었다.

'담배' 보급에 공헌한 스페인의 역사

처음에는 약초로 주목을 받았다

콜럼버스의 신대륙 상륙을 계기로 유럽에 들어온 '담배'는 특히 주목된 것이 약초로서의 효능이었다.

그즈음 유럽의 각 나라는 병이나 식량난으로 크게 고통을 받아 병을 고치는 약을 절실히 필요로 하고 있었다.

이때 신대륙으로 건너간 많은 탐험가들이 원주민들이 '담배'를 약으로 쓰고 있다는 보고를 해왔기 때문에 '담배'가 주목받기 시작했다.

그중에서도 스페인 의사인 니콜라스 데 모나르테스가 쓴 '담배'에 대한 책이 주목을 받았다.

모나르테스는 자신이 신대륙에 가지는 않았지만 정보를 꼼꼼하게 수집해서 '담배'를 재배하고, 1571년 '서인도제도에서 가져온 유용한 의약품에 관한 책 제2부'를 출판하게 된다.

이 책에서 그는 '담배'를 만병통치약이라고 소개하면서 신대륙 선주민들의 사용법과 그 약효 등을 상세하게 해설, 추천했다.

이것이 유럽 각국에서 번역되어 베스트셀러가 되었고 그 뒤 이 책은 '담배'의 만병통치약 신앙의 바이블로서 영향을 가지게 되었다.

'담배' 무역으로 황금시대를 이룩한 나라

주도권을 잡은 스페인

모나르테스의 저서가 발표된 무렵 스페인은 자국의 식민지 안에서의 '담배' 재배가 왕성해진다. 이것은, 스페인이 현 멕시코 중앙부에 번영했던 아즈텍 왕국과 페루, 볼리비아, 에콰도르를 중심으로 번영한 잉카 제국을 정복한 데서 비롯되었다.

그 무렵 스페인은 국왕이 절대권력을 쥔 절대왕정시대였고, 왕실은 식민지가 자기 나라에 가져오는 막대한 부(富)를 기대하고 있었다.

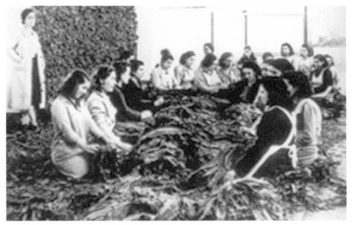
왕립담배공장의 모습. 솜씨가 꼼꼼한 여자 노동자들이 많았다.

　그중에서도 약초로서도 주목된 '담배'는 중요한 산물의 하나로서, 스페인은 자원이 풍부한 남미의 각지를 차례로 식민지로 만들고, 현지에서 '담배' 재배를 장려하게 된다.

　이렇게 해서 스페인은 영국이 대두하기 시작하는 16~17세기 전반까지 세계 '담배' 무역을 독점하게 된다.

선주민의 흡연 형태를 진화시킨 스페인 사람

담배 종이의 발명으로 엽궐련 제조 시작

　남미의 각지를 손에 넣은 스페인 사람들은 식민지 주민들의 흡연 풍경을 보고 자국 문화에 도입한다. 그것은 남미에서 주류였던 '여송연'과 '궐련'에 의한 흡연이었다.

　특히 '여송연'은 18세기 이후 스페인에서 '담배'의 대명사적인 존재가 된다.

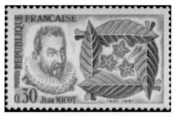

장 니코의 초상과 함께 '담배'의 잎과 꽃이 그려진 우표

'여송연'과 '궐련'이 등장한 16세기는 스페인에서도 '코담배'가 붐을 일으키고 있었다.

그러나 스페인은 자국에서 '담배'의 이익을 늘리기 위해 적은 양이지만 '궐련'도 제조하기 시작한다.

그리고 18세기에 이르러 '코담배'가 시들해지자 나라가 관리하는 '왕립 담배공장'을 세비야에 세워 '여송연'을 대량생산하기 시작한다.

한편 '궐련'은 18세기 후반에는 '파페리트'라는 이름으로 스페인 국내에 보급되기 시작했다.

이윽고 19세기에 '담배'를 마는 데 알맞은 종이가 나와 각국이 '시가렛'(종이궐련)을 생산하게 되자 스페인도 그 흐름을 타서 시가렛을 생산하게 된다.

담배의 역사에 이름을 남긴 프랑스 사람

니코틴의 어원은 장 니코

식물로서의 '담배'의 속명인 '니코티아나(Nicotiana)' 성분명인 '니코틴(Nicotine)'은 프랑스에 처음으로 담배를 전했다고 알려진 인물, 장 니코의 이름이 그 어원이 되어 있다.

16세기 중엽 프랑스의 국왕 앙리 2세의 명에 의해 포르투

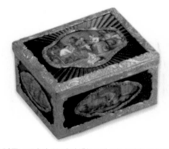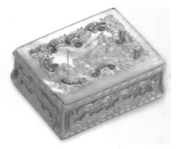

인물 그림이 들어간 황금제 에나멜 '코담배 상자'　진주조개로 보석 상감을 한 황금제 '코담배 상자'

갈 주재 대사로서 그곳에 부임한 그는 왕립공문서관장으로부터 약초로 알려진 '담배'를 받아 귀족에게 보냈다.

그것을 메딩스 왕비가 두통약으로 사용하고, 그것을 관료들에게도 나누어주면서 프랑스에 '담배'가 보급되는 계기가 되었다.

'코담배'가 낳은 프랑스 궁정문화

파이프 담배에서 코담배로

니코가 왕실에 '담배'를 헌상하고 나서 약 20년 뒤인 루이 13세 시대 프랑스 궁정에서는 '파이프 담배'가 유행하고 있었다. 그런데 루이 13세가 담배 연기를 코에서 내는 것은 품위가 없다고 해서 궁정에서 '담배'의 연기를 내는 것을 금지했다.

이에 따라 귀족들은 안을 짜내어 가루로 만든 '담배'를 손가락으로 집어 콧구멍으로 향기를 빨아들여 즐기는 '코담배'를 궁정에 도입했다.

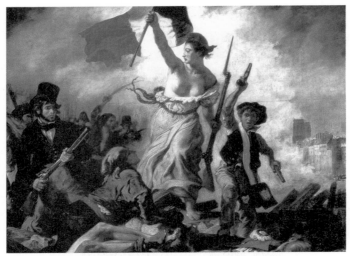

프랑스 혁명은 자유의 상징인 '파이프 담배'를 피우는 사람들이 일으켰다.

이윽고 이 '코담배'는 귀족들 사이에서 크게 유행해 그들은 금은, 상아, 자기 등 귀중한 소재로 장식을 한 값비싼 '코담배' 상자를 만들어서 가지고 다녔다.

이렇게 해서 궁정에서는 '담배'와 함께 미술공예품 수준의 세련된 흡연도구까지 보급해 새로운 문화를 창조해 나갔다.

'자유'의 상징 '파이프 담배'

프랑스 혁명 주역은 '파이프 담배' 피우는 사람들

귀족의 인기와 '궁정담배'로서의 권위를 얻은 '코담배'는 프랑스 서민의 마음을 사로잡았고, 이윽고 프랑스 궁정문화를

'선생님'으로 모시는 유럽 여러 나라까지 퍼져 나갔다.

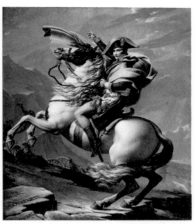

이 상황을 바꾼 것이 1789년의 프랑스 혁명이었다. 그 무렵 유럽에서 '코담배'는 왕권의 상징이었고 '파이프 담배'는 왕권과 대립하는 자의 상징이었다. 왕권을 타파하고 서민을 압제로부터 구한 것은 '파이프 담배'를 피우는 반체제파 사람들이었다.

나폴레옹이 정복한 유럽 도시들에서는 프랑스의 주도로 '궐련'이 제조되었다.

이로 인해 '파이프 담배'는 혁명의 상징이 되었고 '코담배'는 왕권과 함께 시들어져 갔다.

스페인의 '담배'를 세계에 퍼뜨린 나폴레옹

'파이프 담배'가 귀찮았던 나폴레옹

프랑스에서 서민이 자유를 쟁취하자 유럽 여러 나라는 혁명의 불똥이 자국으로 튀는 것을 두려워해 프랑스로 군대를 진격시켰다. 그러나 프랑스는 차례로 이를 격퇴하며 유럽 각국으로 쳐들어갔다.

이 진군의 지휘를 잡은 것이 프랑스의 영웅 나폴레옹이었다.

본래부터 '담배'를 좋아했던 나폴레옹은 스페인을 지배하고자 하는 욕망에서 일으킨 스페인 독립전쟁(1808~1814)에서 '여송연'을 만나게 된다.

파이프에 담배를 쟁이는 귀찮은 작업 없이 간단하게 흡연할 수 있는 '여송연'에 매료된 그는 그 뒤 연기를 뿜어내면서 유럽 여러 나라를 차례로 정복해 나갔다.

이렇게 해서 일부 나라에서는 '스페인 담배'로 알려진 여송연'이 '시가렛(궐련)'보다도 한 발 빠르게 전파되었다.

'담배 배척'으로 오히려 담배를 유행시킨 영국 국왕

담배 금지가 담배 보급으로

콜럼버스가 신대륙에 상륙한 이래 유럽 여러 나라는 부(富)와 권력을 구해 노예무역으로 맹렬한 경쟁을 벌이게 된다. '담배'는 이 무역에서 중요한 상품의 하나가 되었고 생산지를 장악한 스페인에게 여러 나라가 도전했다.

뜻하지 않게도 이 상황의 타개에 한몫 거든 것이 17세기 영국에 군림한, 담배를 싫어하는 국왕 제임스 1세였다.

엘리자베스 1세의 뒤를 이어 국왕이 된 제임스 1세는 1604년에 '담배 배척론'을 발표해 두 가지 반담배 캠페인을 펼치게 된다.

1. 스페인으로부터 수입하고 있었던 '담배'에 약 40배나 되는 관세를 매긴다.

2. 영국 국내에서 담배의 재배를 금지한다.

그러나 이미 '담배'는 귀족에서 서민에 이르기까지 모든 사람들의 습관으로 정착되어 있었고 너무나 높은 관세 때문에 밀수입이 증가하면서 그 결과 영국에서는 흡연풍습이 확대되었다.

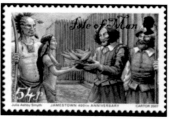

선주민으로부터 식료품을 받는 존 롤프 모습을 그린 우표

'그래, 담배야!'로 큰 부를 이룬 농업인

존 롤프의 경우

유럽 전체가 대항해 시대로 돌입한 17세기에 영국도 본격적인 식민지 정책을 시행한다. 그 무대로 선정된 곳이 북아메리카 동부의 대서양에 면한 땅 버지니아의 제임스 타운이었다.

제임스 1세의 특허장에 입각해 1607년 버지니아 회사가 개발한 이 땅은 금은 등의 자원을 채굴할 목적으로 만들어진 곳이었으나 거의 광물을 생산할 수가 없어서 정책은 실패로 끝나려 하고 있었다.

그런데 이것을 구한 것이 농업에 종사하던 존 롤프였다.

파이프 애호가였던 그는 마을에서 선주민의 흡연 모습을 보고 위기상황에 놓인 제임스 타운에서 담배 재배를 생각하게 된다.

그는 흡연에 알맞은 잎담배인 '니코티아나 타바쿰'의 종자를 입수해 1612년에 그곳에서 담배의 재배를 성공시키게 된다.

이윽고 이것이 스페인의 담배를 넘어설 정도의 인기를 얻어 영국과 제임스타운은 담배를 통해 큰 부를 얻게 된다.

미국도 100년 동안 담뱃잎 세계 공급국으로 성장

대량생산으로 시장을 장악

17세기 초엽에 영국령 버지니아 식민지에서 시작한 담배 재배는 17세기 말에는 펜실베이니아에서 노스캐롤라이나에 이르는 미국 동부주 일대의 주요 산업이 되어 영국 전역은 물론 그 식민지의 수요를 담당할 만큼의 산업으로 발전하게 된다.

그리고 19세기 말이 되면 그 재배지가 내륙부의 켄터키나 테네시, 미주리, 오하이오로 확산되면서 미국은 순식간에 담뱃잎의 세계 공급국이 된다.

이 무렵 미국산 담뱃잎에는 재배 당초에 도입된 니코티아나 타바쿰 품종이 개량되어 켄터키 주 주변에서는 현대의 시가렛(궐련)의 제조에 없어서는 안 될 '발리엽'이 산출되게 되었다.

두 전쟁 틈에서 명운을 건 '씹는 담배'

독립전쟁과 남북전쟁

잎담배 재배가 완성되자 미국 국내에서도 담배가 보급되기 시작한다.

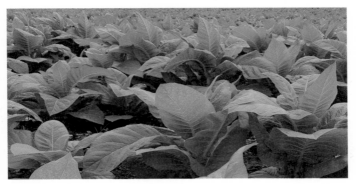
펜실베니아의 담배밭

그 흐름은 유럽 여러 나라와 마찬가지로 '파이프 담배'에서 시작해 '코담배'로 이행했는데, 독립전쟁 시대에 '씹는 담배'가 등장함으로써 시장에 변화가 생기게 된다. 불을 사용하지 않는 간편함으로 특히 카우보이들의 사랑을 받은 '씹는 담배'가 시장의 수위를 차지할 만큼 성장한 것이다.

그런데 19세기 후반에 일어난 미국의 내전인 남북전쟁을 계기로 다시 흐름이 바뀌게 된다.

유럽으로부터 성냥이 들어오게 되면서 사람들의 의식이 다시 '파이프 담배'로 향하게 된 것이다.

뉴욕에서 인기를 얻은 '시가렛'

판매 가격이 싸졌다

미국 전역에서 '파이프 담배'의 인기가 되살아나기 시작할 무렵 도시에서는 손으로 만 시가렛에 주목하게 된다.

유행의 발상지는 1860년대부터 시가렛을 제조하고 있었던 뉴욕이었다.

왜 뉴욕에서 제조되었는가?

그것은 이 무렵 중근동에서 수입한 값비싼 오리엔트잎이 쓰였고 뉴욕이 그 통관 항구였기 때문이다.

그 뒤 원료에 미국산 잎담배가 쓰이게 되어 판매가격이 떨어져서 시가렛의 인기는 증가 일로의 성장을 계속한다.

그러나 담배 시장 전체에서 시가렛 소비 비율은 아직 미미했다.

'시가렛' 붐의 주인공 '듀크'

획기적인 자동기계의 출현

19세기 중반부터 유행하기 시작한 시가렛은 시대의 흐름을 타고 매출액이 늘었으나 손으로 하는 작업의 한계 등으로 1910년대까지는 큰 비중을 차지하지 못했다.

그런데 이것이 파이프 담배를 제치고 시장의 선두 자리를 차지한 것은 1923년이었다.

여기에는 한 사람의 시가렛 제조자와 한 기계의 공헌이 있었다.

나중에 미국을 담배 왕국으로 만든 인물인 제임스 뷰캐넌 듀크의 고향인 노스캐롤라이나에서 시가렛의 제조를 시작한 것은 1881년이었다.

그해에 미국 발명가인 제임스 앨버트 본색(J.A. Bonsack)이 1880년에 발명한, 자동으로 담배를 말아 주는 '담배말이 기계'가 특허를 얻게 된다.

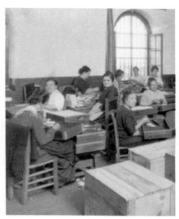

그 무렵 시가렛 공장의 내부

이 기계는 오늘날 담배말이 기계의 기본이 될 만큼 뛰어난 기계였지만 그때 제조사들은 '소비자는 손으로 만 담배를 구하고 있고, 기계는 믿을 수가 없다'는 이유를 내세워 도입을 망설이고 있었다.

그러나 그와 같은 상황임에도 듀크는 장래성을 보고 자사 공장에 도입을 했다.

이윽고 '손으로 마는 직공이 하는 일의 48인분, 경비는 직공의 3분의 2'라는 슬로건 대로 담배말이 기계를 이용한 시가렛 생산은 성공을 거두어 시장에서는 기계를 이용한 대량생산이 주류를 점하게 되었다.

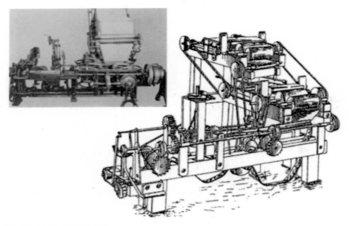

'본색'의 자동 담배말이 기계

'담배' 시장을 손에 넣은 '시가렛 왕'

듀크의 경우

담배말이 기계의 도입으로 시가렛 시장에서 성공을 거둔 듀크는 나중에 미국 담배 시장의 왕이 된다.

그것은 그의 뛰어난 사업 감각의 결실로서, 크게 다음 4가지 특징을 들 수가 있다.

1. 이윤의 폭을 계산한 장사…나라의 세금 개정 전에 손해를 무릅쓰고 제품의 값을 내려 시장의 주목을 모았다.
2. 자사에 유리한 계약…'본색' 측과의 기계 장기임대 계약에서 유리한 계약을 성립시켜 비용 삭감에 성공했다.

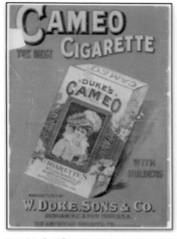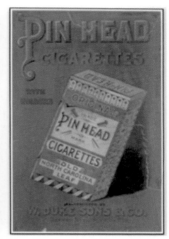

듀크가 뉴욕 진출 뒤에 제작한 자사 제품의 포스터

3. 적극적인 광고 전개…비용 삭감으로 얻은 막대한 이익을 광고 선전비에 투입하여 뉴욕을 중심으로 한 시가렛 시장을 수중에 넣었다.

4. 망설이지 않은 인수와 합병…자사와의 싸움에 패한 담배 제조사를 차례로 인수, 합병. 1890년에는 새로운 회사인 '아메리칸 타바코사'를 설립했다.

이렇게 해서 시가렛 업계에서 성공을 거둔 듀크는 거기에서 배운 노하우를 바탕으로 '씹는 담배' 시장에도 진출해 미국의 담배 시장 전체를 장악한다. 이 시기에 사람들은 듀크를 시가렛의 백만장자라고까지 불렀다.

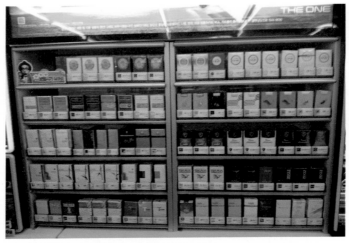

오늘날 다양한 상표의 담배들이 흡연자를 기다리고 있다.

'미·영 담배 전쟁'의 전말

듀크, 영국으로 진출

미국의 담배 시장의 대부분을 수중에 넣은 제임스 뷰캐넌 듀크는 세계시장의 제패를 꿈꾸게 된다.

그러나 거기에는 영국이 이를 크게 가로막고 있었다.

그 무렵 영국은 온 세계에 식민지를 둔 초강대국이자 그 국력을 배경으로 담배 제조사들이 세계 시장에 판매망을 깔아놓고 있었다.

듀크는 영국 본토에서의 싸움을 결의하지만 영국이 수입품

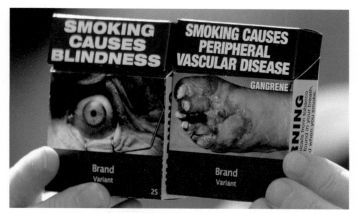

오늘날에는 담배의 해독이 밝혀져 각종 경고 사진이 등장하고 있다.

에 높은 관세를 매기고 있었기 때문에 여러 제조사들 가운데 하나를 매수해 이것을 거점으로 영국의 담배 시장에 뛰어든다.

듀크가 진출한 영국에서는 제조사들이 연합을 형성, 새로운 회사 '임페리얼 타바코 그룹'(지금의 임페리얼 브랜즈)을 설립해 그 싸움은 치열하게 펼쳐진다.

1901년 시작된 미·영 담배 전쟁은 '아메리칸 타바코사'와 '임페리얼 타바코사'가 공동으로 새로운 회사 '브리티시 아메리칸 타바코사'를 영국에 설립함으로써 이듬해 화해가 성립되었다.

이에 따라 '아메리칸 타바코사'와 '임페리얼 타바코사'가 저마다 자기 나라에서, '브리티시 아메리칸 타바코사'가 영미 이외의 나라(일부 제외)에서 활동하게 되지만 나중에 듀크의 '아메리칸 타바코사'는 독과점 금지법에 따라 해체된다.

제2장
담배가 나오기까지
– 담배의 제조과정 –

식물로서의 '담배'

가짓과 담배속

식물로서의 '담배'는 가짓과 담배속으로 분류된다. 같은 가짓과 식물인 가지나 토마토, 감자 등과 마찬가지로 아메리카 대륙이 원산지이며, 세계 각지에서 재배되고 있다.

현재 흡연의 용도로 재배되고 있는 것은 주로 '니코티아나 타바쿰'과 '니코티아나 루스티카'의 두 종류이다.

씨, 꽃, 잎

약 12,000알=1kg

담배의 씨는 지름이 약 0.5mm로 아주 작고 겉보기에는 커피의 분말과 비슷하다. 약 12,000알이 겨우 1kg이 될 만큼 매우 작기 때문에 묘상(苗床)에서 육묘를 한 뒤 밭으로 이식한다.

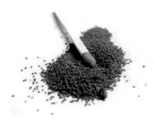

담배(식물)의 씨
약 12,000알이 겨우 1kg이 될 만큼 아주 작다.

잎담배는 가지나 토마토와 마찬가지로 아름다운 꽃이 핀다. 그러나 잎에 충분한 영양을 주기 위해

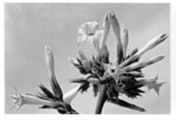
담배(식물)의 꽃
잎에 충분한 영양을 주기 위해서 꽃은
피자마자 잘라낸다.

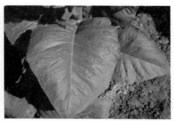
담배(식물)의잎
큰 것은 길이 70cm 이상, 너비 30cm가
넘는다.

서 꽃은 피자마자 잘라낸다.

담배의 키는 꽃 필 무렵에 약 120cm 이상까지 자라서 약 20장 정도의 잎이 난다. 잎의 크기는 길이 30~75cm, 너비 25~45cm이다.

담배 재배 일정

약 10개월에 걸쳐 재배

1월에 씨를 뿌리고 3월에 묘상에서 밭으로 이식, 5월에 순 자르기, 6월 수확, 7월 건조, 10월에 출하한다.

'담배' 건조

적절한 습도와 온도가 중요

잎담배 건조는 잎담배의 맛과 향을 결정하는 매우 중요한 공정이다.

건조공정에서는 적절한 습도와 온도 조건을 유지하여 효소의 작용을 높임으로써 잎 안에 축적된 단백질이나 전분 등이 아미노산이나 당으로 분해되어 잎담배 특유의 향기나 맛이 만들어진다. 잎담배의 종류나 특징에 따라 건조방법이 다르다.

출하된 잎담배는 원료공정, 제품공정을 거쳐 제품으로서의 '담배'가 된다.

담배 제조

원료공정과 제품공정

담배 제조에는 크게 나누어서 수확한 담뱃잎을 제조용의 원료로 가공하는 '원료공정'과, 원료를 사용해서 제품으로 완성하는 '제품공정'의 두 공정이 있다.

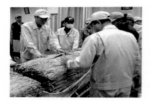
등급 매기기
리프그레이더가 등급을 매긴다.

● 원료공정

등급 매기기

수확된 담뱃잎은 리프그레이더(감별사)가 등급을 매긴다. 담뱃잎은 등급이나 품종, 산지에 따라 관리한다.

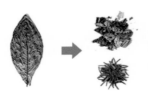
제골
수분과 열을 더해 잎살과 잎맥 부분으로 나눈다.

제골(除骨)

건조된 상태의 담뱃잎이 알맞게 부드러워질 때까지 수분과 열을 더해 잎살과 잎맥 부분으로 나눈다.

조정과 건조

분리한 잎살과 잎맥을 질이 균등해지도록 조정해 저장과 숙성에 알맞은 수분 조건이 될 때까지 여러 번 건조시킨다.

저장과 숙성

품종 유형별로 나누어 저장, 운반에 알맞은 양을 고밀도로 포장, 적절한 온도 유지와 관리 아래 1년 이상 저장하여 숙성한다.

새로운 처리기술 개발

일정 기간 동안 숙성된 담뱃잎은 색상이나 독특한 향기와 맛

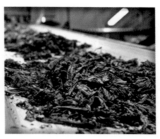

조정과 건조
저장과 숙성에 알맞은 수분 조건이 될 때까지 여러 번 건조시킨다.

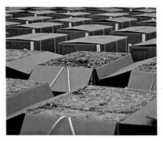

저장과 숙성
적절한 온도 유지와 관리 아래 1년 넘게 저장하여 숙성한다.

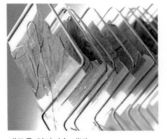

새로운 처리기술 개발
잎 안에서 이루어지는 변화의 원리를 연구해 새로운 특징을 밝혀 낸다.

이 풍부하게 변화해간다.

가공조건에 따라서 여러 담배 제품의 맛이나 개성이 비롯되는데, 그중에서도 건조조건은 담뱃잎의 맛에 큰 변화를 가져오는 중요한 조건이다. 천천히 건조시켜 잎의 내용 성분을 숙성시키는 유형도 있고, 짧은 시간 동안에 열을 더하여 건조시켜 담배 특유의 맛을 끌어낼 수도 있다.

그때 잎 안에서 이루어지는 변화의 원리를 연구해 잎담배의 새로운 특징을 밝혀 내는 데 알맞은 조건이나 새로운 처리 기술을 개발한다.

● 제품공정

숙성시킨 담뱃잎의 원료를 사용해 특유의 맛을 지니는 제품이 완성된다.

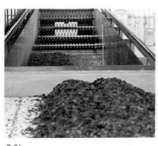

혼합

혼합

각 제품 특유의 개성을 끌어내기 위해 수증기의 열과 수분을 더하여 부드러워진 담뱃잎을 여러 종류로 섞는다.

재각(裁刻)

혼합된 담뱃잎을 잘게 썰어 건조시킨다.

말기

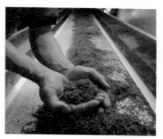

재각

잘게 썬 담뱃잎을 종이로 말아 일정한 길이로 자른다. 거름종이를 끼우고 칩 페이퍼로 말아 올리면 한 개비 담배가 완성된다.

포장

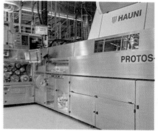

말기

담배를 작은 갑에 재어 투명 필름으로 포장한다. 다시 10갑 단위로 포장해 갑과 포장에는 저마다 유통기한이 찍힌다. 여기에서 다시 종이상자에 넣어 제품으로 출하된다.

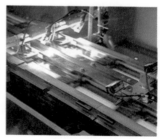

포장

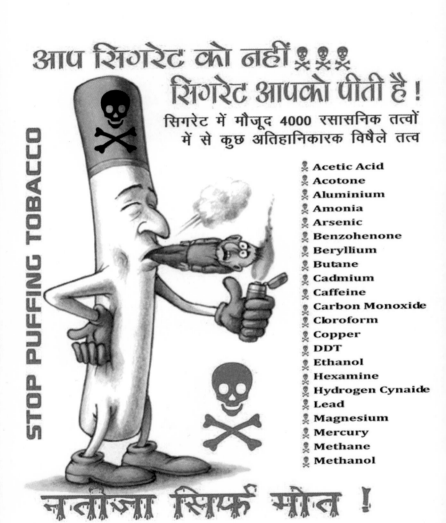

세계의 금연 포스터

제2부
담배의 성분

담배 연기에는 4,000종 이상의 화학물질이 포함되어 있다. 그 중에는 200종 이상의 유해물질이 포함되어 있고, 발암물질은 50종이 넘는다. 유해물질 중에서도 잘 알려진 것이 니코틴, 타르, 일산화탄소이며, 이것을 담배의 3대 성분이라 일컫는다.

그 밖에도 페인트 제거제로 쓰이는 아세톤, 개미 구충제에 포함된 비소, 자동차의 축전지에 쓰이는 카드뮴 등 몸에 해로운 물질이 들어 있다.

담배의 3대 성분

니코틴, 타르(발암물질), 일산화탄소

니코틴

니코틴은 질소를 함유하는 염기성 유기화합물의 한 종류로서 각성효과가 있지만 의존성과 독성이 있다. 이것이 혈액을 타고 뇌에 닿는 데 걸리는 시간은 7초, 혈중농도는 1~3분이 지나면 높아진다.

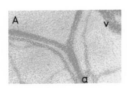

흡입하기 전 : 혈관에 피가 흐르고 있다.

흡입한 후 : 혈관이 강하게 수축해 피가 멎어 있다.

또 혈관을 수축시키는 작용이 있기 때문에 뇌나 피부의 혈류에 장애를 일으키고 두통, 어깨결림 등을 일으킨다. 혈압, 심박수도 올리기 때문에 혈관의 부담이 늘어나서 심근경색, 협심증, 뇌졸중을 일으키는 위험이 높아진다.

사진 A와 B는 토끼에게 담배연기를 2초 동안 흡입시켰을 때 귀의 가는 혈관의 변화를 나타낸 것이다.

타르(발암물질)

담배연기에 포함된 타르의 양은 하루에 20개비를 피우면 1년에 110~150g으로 한 컵 분량이 된다. 타르는 기름처럼 끈적거리므로 목이나 폐에 잘 붙어서 암을 일으킨다.

일산화탄소(CO)

산소가 결핍된 상태를 만든다. 담배는 환경위생 기준허용치의 2,000배나 된다. 담배를 피우면 숨이 찬 것은 그 때문이다.

니코틴의 성질

혈관을 수축시켜 혈압을 높인다

담배를 피우면 몇 초 안에 니코틴이 뇌에 공급된다. 주사와 마찬가지로 단숨에 니코틴이 몸 안에 흡수된다.

니코틴을 '단숨에', '간헐적으로' 섭취하면 의존성이 형성되기 쉬워서 흡연은 의존성을 촉진시키는 행위가 된다.

처음으로 담배를 피운 사람이 담배가 '맛있다'고 느끼는 경우는 없고 '기분이 나쁘다'고 느끼는 사람이 대부분이다. 이것은 몸의 자연스러운 반응이다. 약물인 니코틴을 받아들이는 신경이 아직은 뇌에 없기 때문이다.

그러나 참고 피우는 동안에 서서히 담배를 맛있게 느끼게 된다.

니코틴 수용체의 형성

담배에 포함된 니코틴이 몸 속에 들어오면 뇌에 있는 니코틴 수용체와 결합, 쾌감을 일으키게 하는 '도파민'을 대량으로 분비한다. 이 작용을 통해서 흡연자는 '담배를 피우면 마음이 안정된다'는 감각을 얻게 된다.

그런데 니코틴으로 이 도파민을 계속 분비하도록 하면 도파민을 받아들이는 능력이 떨어져 즐거워야 할 때에도 즐거움을 느끼지 못해 니코틴을 바라게 된다.

흡연 중에는 쾌락물질이 나와서 '상쾌'하다는 기분을 맛보지만 흡연 뒤 20~30분이 지나면 몸 안의 니코틴이 떨어져서 반대로 '초조하다', '졸리다'는 등의 금단증상이 나타난다. 그래서 '초조함'을 해소하고 다시 상쾌한 기분을 맛보기 위해 담배에 불을 붙이게 된다.

니코틴은 뇌를 '니코틴 의존증'으로 빠지게 해 니코틴이 사라지면 반사적으로 몸이 니코틴을 원하는 상태로 만드는 의존성이 아주 강한 독성물질이다.

금연한 사람이 스트레스를 느꼈을 때 흡연을 다시 시작하는 것도 모두 이러한 이유에서이다.

니코틴 의존의 강화

도파민 공급으로 담배를 피우면 맛있다고 느끼게 된 뇌는 더욱더 담배를 요구한다. 니코틴에 의한 도파민 공급은 안정되어 니코틴 의존이 강화된다.

흡연은 날마다, 거의 같은 시간, 같은 상황(이를테면 아침에 일어난 뒤, 식후, 일하는 동안의 휴식 등)에서 이루어지게 된다.

흡연의 특징은 '날마다 거의 동일'하다. 게으른 사람이라도 흡연은 날마다 이어진다. 스트레스가 없는 쉬는 날도 마찬가지이다.

흡연은 '기호(嗜好)'라고 일컫는 커피나 홍차, 바둑이나 장기, 스포츠와는 전혀 다르다. 흡연은 사람이 주체인 '기호'가 아니라 말하자면 니코틴이 주체인 '기벽(奇癖)'과 같은 행위라고 할 수가 있다.

금단증상

흡연하는 사람은 비행기 등에서 내리자마자 담배를 피운다. 니코틴이 부족한 뇌가 니코틴을 요구하고 있기 때문이다.

금연에 도전하는 사람이 초조함을 느끼는 것도 이때문이다. '니코틴을 주세요'라는 상태가 되어 있는 것이다. 이러한 초조한 느낌을 니코틴 금단증상이라고 한다.

초조할 때 담배를 피우면

담배를 피우지 못해 초조한 마음을 느끼고 있을 때 담배를 피우면 편해진다.

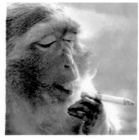

니코틴 의존증에 걸린 원숭이

사진에서 보는 원숭이의 얼굴이 그것을 여실히 나타내고 있다. 이 원숭이도 니코틴 의존증에 걸려 있는 것이다.

초조한 마음으로부터 벗어나기 위해서 흡연을 하는데, 시간이 지나면 니코틴 금단증상이 다시 나타나게 된다. 이것이 끝없이 이어지는 흡연 사이클이다.

담배를 피워서 니코틴을 흡수하여 스트레스가 없어졌다고 느낀 사람이 니코틴이 떨어졌을 때 느낀 금단증상을 '스트레스'라고 잘못 생각해, '흡연은 스트레스를 없애주는 것'이라고 하며 계속해서 니코틴을 공급하게 된다는 점에서 니코틴은 의존성이 강한 약물이다.

● 니코틴 의존의 순환과정

니코틴 수용체를 없앤다

뇌 안에 있는 수용체가 없어지면 니코틴 금단증상은 없어

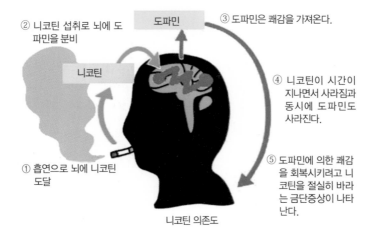

② 니코틴 섭취로 뇌에 도 파민을 분비

도파민

③ 도파민은 쾌감을 가져온다.

니코틴

④ 니코틴이 시간이 지나면서 사라짐과 동시에 도파민도 사라진다.

① 흡연으로 뇌에 니코틴 도달

⑤ 도파민에 의한 쾌감 을 회복시키려고 니 코틴을 절실히 바라 는 금단증상이 나타 난다.

니코틴 의존도

져 흡연으로부터 손을 뗄 수가 있을 것이다.

본디 니코틴 수용체는 니코틴이 뇌에 공급되었기 때문에 생 긴 것이므로 반대로 공급되지 않게 되면 없어진다.

완전히 단연을 한 뒤 니코틴 수용체가 없어지는 데에 필요 한 기간은 3~7일 동안이다. 이 3~7일의 고비를 지나면 서서 히 금단증상은 없어진다. 1개월이 지나면 금단증상이 나타나 지 않게 될 것이다.

그러나 '한 대라면'이라는 생각에서 한 대 피워버리면 ①~ ②의 상태로 되돌아가 서서히 니코틴 수용체가 증가해간다.

한 대 때문에 흡연을 다시 시작하게 된다.

니코틴 의존도 검사

단연에 의한 금단증상은 그때까지의 니코틴 의존도에 따라 다르다. 자기로서는 '그런 일은 없다'고 부정해도 '니코틴 의존도'가 진행될 가능성이 있다. 우선은 다음 요령에 따라 자기의 니코틴 의존도를 검사해 보자.

▶아침에 눈을 뜨고 나서 몇 분쯤 지난 뒤에 담배를 피웁니까?

      a : 5분 이내 (3점)

      b : 6−30분 (2점)

      c : 31−60분 (1점)

      d : 60분 뒤 (0점)

▶금연구역(이를테면 도서관, 영화관 등)에서 흡연을 참는 것이 괴롭다고 느낍니까?

      a : 네 (1점)

      b : 아니오 (0점)

▶가장 끊고 싶지 않은 담배는 어느 때에 피우는 담배입니까?

      a : 눈을 떴을 때의 한 대 (1점)

      b : 그밖의 한 대 (0점)

▶ 하루에 몇 개비의 담배를 피웁니까?

      a : 31개비 이상 (3점)

b： 21－30개비 (2점)

c： 11－20개비 (1점)

d： 10개비 이하 (0점)

▶ 눈을 뜨고 난 뒤 2~3시간 이내에 피우는 담배 개비수가 그 뒤에 피는 개비수보다도 많습니까?

a： 네 (1점)

b： 아니오 (0점)

▶ 병으로 온종일 누워 있어야 할 때에도 담배를 피웁니까?

a： 네 (1점)

b： 아니오 (0점)

판정

▶ 0－3점： 니코틴 의존도 낮음 (라이트 스모커 수준)

▶ 4－5점： 니코틴 의존도 중간 (미들 스모커 수준)

▶ 7－10점： 니코틴 의존도 높음 (헤비 스모커 수준)

※ 출처： The Fagerstrom Test for Nicotine Dependence (T.F. Heatherton, 1991)

니코틴 의존의 장기화

검사표에서 보는 바와 같이 흡연기간이 길고, 하루 동안에 피우는 담배 개비수가 많을수록 실제로 금연을 하기 시작했을 때 금단증상이 심하게 나타나는 경향이 있다.

특히 단연을 시작한 지 2~3일 뒤에는 '몹시 잠이 온다', '초조하다' 등의 증상으로 고민하는 경우가 흔하다.

또 니코틴 의존도가 높은 사람은 금연이나 단연을 하더라도 담배를 피우고자 하는 욕구가 완전히 사라진 상태가 아니기 때문에 '한 개비쯤이야 괜찮겠지!' 하는 유혹에 쉽게 넘어가 흐지부지되고 만다.

건강유지를 위해서나, 금단증상을 조금이라도 가볍게 하기 위해서라도 니코틴 의존도가 낮은 동안에 한시라도 빨리 단연하여야 한다.

타르는 어떠한 물질인가?

담배의 진(津)으로 발암물질이다

담배 안에 포함되어 있는 유해물질은 니코틴, 타르, 일산화탄소이다.

강력한 발암물질

타르

유해물질의 하나인 타르는 담배 안에 5mg에서 15mg쯤 포함되어 있다. 타르는 식물에서 나온 수지(樹脂)로, 담배의 필터에 붙는 이른바 '진'

이라고 하는 갈색 물질로 담배 연기를 들이마셨을 때 연기 안에 들어 있는 유해물질이다.

담배에 불을 붙이면 담뱃잎에 포함되어 있는 물질이 분해되어 타르가 생긴다.

담배의 타르에는 4,000종 이상의 화합물이 포함되어 있다. 그리고 그 가운데 200종류 정도의 물질은 몸에 나쁜 영향을 주는 유해물질로 알려져 있다.

타르가 몸에 끼치는 영향

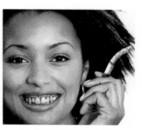

치아에 붙은 타르

눈에 보이는 영향은 담배를 피우면 치아가 진 때문에 갈색이나 황색으로 변한다. 담배를 피움으로써 타르가 치아에 붙어서 일어나는 현상이다.

또 흡연자의 폐와 비흡연자의 폐 사진을 보면 알 수 있는 바와 같이 비흡연자는 핑크색의 깨끗한 폐이지만 흡연자의 폐는 검게 변색이 되어 있다. 이것은 타르가 몸속에 쌓임으로써 폐의 색이 변했기 때문이다.

타르가 담배 연기와 함께 나온다는 것은 흡연자는 물론 비흡연자나 주위 사람들도 담배 연기의 영향을 받을 수도 있다는 이야기가 되기 때문에 담배 연기는 자기도 모르는 사에에

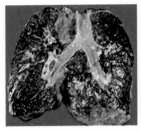

폐암

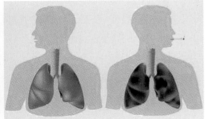

정상적인 폐(좌)와 흡연자의 폐(우)

다른 사람의 건강까지 위협하게 된다.

담배의 타르에는 유해물질이 포함되어 있는데 이것들을 구체적으로 말하자면 발암성 물질이나 발암 촉진물질 등이다. 이들 물질은 세포를 악성 종양으로 변질시키는 힘을 가지고 있는 물질이기 때문에 흡연은 병의 위험도를 높이게 된다.

타르와 니코틴은 어떻게 다른가?

타르도 니코틴도 담배에 포함되는 유해물질이지만 그 성질은 다르다.

니코틴에는 발암물질은 포함되어 있지 않으나 신경계에 대한 독성이 매우 강한 맹독성 물질로 중추신경계 흥분·억제 작용, 혈관수축, 심박수 증가 등을 야기시키는 작용이 있다. 따라서 심박수나 혈압 상승, 동맥경화의 위험도를 높이게 된다.

'니코틴 중독'이라는 말에서도 알 수 있듯이 니코틴은 의존

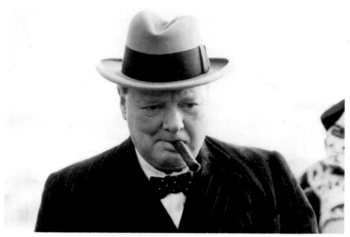

처칠의 흡연 일화는 하나의 사실이지 자료는 아니다.

성 물질로 담배를 끊을 수 없는 주된 원인은 니코틴에 의한 것이다.

타르가 주는 건강상 나쁜 영향

타르는 세포에 눌어붙는 성질이 있어서 몸 안에 낀다. 이 현상이 발암의 원인이 되는 것으로 여겨지고 있다.

타르가 일으키는 암으로는 폐암, 방광암, 후두암 따위가 있다.

타르는 점착성이 강한 물질로 목이나 기도에 오래 머무르는 경우가 있는데 이들이 만성이 되고 증상이 악화되면 호흡곤란과 같은 좀더 심각한 문제를 일으킬 가능성이 있다.

타르가 태아에 미치는 영향

타르는 폐에 눌어붙어 그 기능을 저하시킬 수 있다.

임신 중인 경우 태아에게도 많은 산소가 필요한데 폐의 기능이 떨어져 몸이 받아들이는 산소량이 줄면 태아에게도 영향을 미치게 된다.

타르 섭취를 억제하는 방법

니코틴이나 타르는 'mg'으로 나타낼 수 있다.

이 값이 낮으면 니코틴이나 타르의 섭취량도 낮을 것으로 알고 있는 사람도 많을지 모르지만 사실은 그렇지가 않다.

타르를 섭취하지 않기 위해서는 다음과 같은 점에 유의해야 하지만, 타르를 억제하는 방법은 거의 없다는 것을 알아둘 필요가 있다.

타르가 몸 안에 쌓이지 않게 하려면

건강을 생각해서 되도록 타르 함유량이 낮은 담배를 골라서 피우고 있는 사람도 있을 것이다.

타르 함유량이 낮은 담배는 필터에 뚫린 구멍의 수가 다르다. 담배갑에 적힌 타르의 수치가 낮은 것은 필터에 작은 구멍이 많이 나 있어서 몸으로 들어오는 타르의 양이 줄어들도록

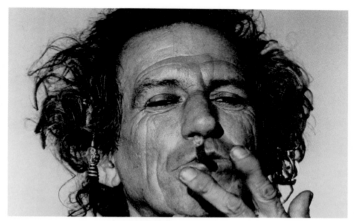
혈액 중에 산소가 부족하면 피부가 거칠어진다.

되어 있다.

　그러나 타르 함유량이 0.1mg의 극소량이라도 담배를 피운
다는 사실에는 변함이 없기 때문에 몸에 미치는 영향을 부정
할 수 없다.

　또 타르 함유량이 낮은 담배를 골라도 담배를 피우는 개비
수가 늘어나면 아무런 소용이 없다.

일산화탄소의 성질

혈액 속 산소가 줄어든다

　담배에 포함되어 몸에 나쁜 영향을 미치는 물질에는 타르
나 니코틴 외에 일산화탄소도 있다.
　혈액 속 산소는 헤모글로빈과 결합되어 운반되는데 일산화

탄소는 산소에 비해서 200배 이상이나 헤모글로빈과 결합되기 쉬운 성질을 가지고 있다.

이 때문에 일산화탄소가 있으면 산소가 헤모글로빈과 결합할 수가 없어서 산소가 제대로 운반되지 못하게 된다.

흡연자는 이 때문에 운동능력의 저하나 동맥경화에 쉽게 걸리게 된다.

산소와 흡연

담배에 포함된 니코틴이나 타르가 몸에 해를 끼치다는 것은 널리 알려진 정보이다.

니코틴이나 타르는 혈관을 수축시키고 혈류를 늦출 뿐만 아니라 호흡기계의 심각한 질환을 일으키는 원인이 된다.

이에 더해 니코틴이나 타르만큼 무서운 해를 끼치는 것이 담배 연기 안에 포함되는 일산화탄소다.

담배 연기에는 1~3%쯤의 일산화탄소가 포함되어 있다. 일산화탄소는 혈중 헤모글로빈과 결합되어 몸을 가벼운 산소결핍 상태로 만든다.

담배에 의한 산소결핍 상태는 시간의 경과와 함께 서서히 완화되는데 니코틴에 중독되어 있다면 담배를 자주 피우는 경우도 드물지가 않다. 즉 담배를 일상적으로 피우는 골초들은 몸이 늘 산소결핍 상태에 있다고 말할 수 있다.

산소부족이 되면?

흡연으로 혈중 헤모글로빈과 일산화탄소가 결합하면 산소
의 운반이 저해되어 코나 입으로 아무리 공기를 흡입해도 몸
안으로 일산화탄소가 먼저 들어가 헤모글로빈과 결합하게 되
므로 산소가 원활하게 운반되지 못하는 상태가 된다.

이때 몸 안 산소가 부족해지면 두근거림이나 현기증, 숨찬
증상이 일어나기가 쉬워지고 심폐기능이나 운동기능의 저하
로 이어진다.

또 쉽게 피로해지며, 허탈감에서 벗어나지 못하는 증상들
이 일어나는 경우도 있다.

산소의 효율적인 운반

흡연이 몸에 해롭다는 것은 알지만 담배를 끊는다는 것은
상당한 인내와 시간이 필요하다.

자기도 모르게 담배에 손이 갔을 때를 위해 평소부터 산소
가 원활하게 운반되는 몸을 만들 필요가 있다.

몸속에서 산소를 운반하는 역할을 맡고 있는 것이 '철분'이
다. 평소의 식사에 철분이 많은 돼지간이나 붉은 고기를 섭취

하는 것이 좋다.

또 산소를 풍부하게 포함하고 있는 '산소수'도 권할 만하다. 산소수에는 보통 물의 10배에 가까운 산소가 들어 있기 때문에 산소 부족의 예방에 높은 효과를 기대할 수가 있다.

그러나 가장 좋은 것은 단연이다.

남편이 흡연자면 아내의 발암율도 높아진다

상해죄로 고발당할지도 모르는 흡연

담배연기에 포함된 발암물질이 담배를 피우는 사람이 들이마시는 연기보다 훨씬 많기 때문이다.

밀실에서 담배를 피우면 담배를 피우는 당사자는 들이마시는 연기와 담배 연기 양쪽의 해를 입고 있는 셈이다. 이 해를 공식으로 나타내는 자료는 없지만 몸에 해롭다는 것은 분명한 사실이다.

실제로 어떤 연구에서는 발암물질인 디메틸니트로소아민이, 들이마시는 연기에서는 5.3~43나노그램이 검출된 것에 비해 담배 자체 연기에서는 680~823나노그램으로 20배에서 100배 이상이나 검출되었다.

이러한 수치를 보면 담배연기가 떠돌아온 것만으로도 상해죄로 고발당하는 시대가 올지도 모른다.

제3부
흡연의 환상

흡연은 성취감의 완성이다?

산에서도 나는 담배 냄새

산에 오른다. 가을 산행은 1년 중 그 어느 계절의 산행보다도 상쾌하다. 높은 산에 오르면 별세계에 온 것처럼 상쾌한 바람이 불고 온통 푸른빛이다. 고통스러운 산행 뒤의 성취감과 함께 먼 산들을 바라보면서 깊은 숨을 쉬는 쾌감은 이루 말할 수가 없다.

그런데 그 순간 어디에선가 담배연기가 날아온다. 상쾌한 산 정상에서 맑은 공기를 즐기려고 하는데 담배 연기라니!

그러나 이것은 이상한 일이 아니다. 흡연자에게는 산 정상에서의 담배 한 개비가 가장 큰 행복이다. 이 시간을 완성하기 위한 가장 큰 기쁨—그것이 흡연이다.

흡연자의 뇌는 니코틴의 지배를 받고 있어서 그것이 이와 같은 '정상에서의 한 개비'로 이어지게 되는데 이것을 뚜렷하게 증명하는 실험이 있다.

흡연자에게 다양한 화상(畵像)을 보여 주면서 뇌가 무엇에 가장 흥분하는가를 측정한 결과 돈이나 가족사진보다도 담배였다고 한다. 새삼 담배의 중독이 강하다는 데 놀라지 않을 수가 없게 된다.

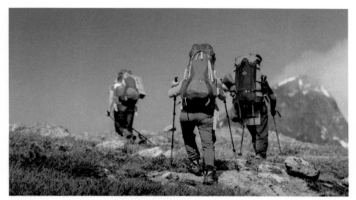

정상에서의 한 개비, 이것은 흡연자에게는 가장 큰 기쁨이다.

담배 중독성은 헤로인과 같은 정도

담배, 헤로인, 알코올 중독성의 강도(强度)를 비교한 실험도 있다.

흡연자, 헤로인 중독자, 알코올 중독자 각 100명에게 저마다 '약물'을 그만두는 일에 도전하게 해 1년 뒤에 어느 정도의 인원이 그만두고 있는가를 비교한 것이다.

그 결과 알코올 중독자가 약 40명이었음에 비해 흡연자와 헤로인 중독자는 20명 정도밖에 남지 않았다. 담배(니코틴)와 헤로인 중독자는 같은 정도였다고 해도 좋을 것이다.

헤로인은 중독성 약물 가운데에서도 가장 중독성이나 독성이 강하고 치사성도 강한 약물이지만 담배도 중독성이나 독성에서는 헤로인에 못지 않다. 독성에 대해서 말하자면 어린 아이가 담배를 잘못 삼켰을 때 한 개비로 죽음에 이르는 경우가 있다.

삶 속에 깊숙이 들어와 있기 때문에 담배의 폐해나 중독성의 강도가 과소평가되거나 착각하기가 쉽다.

담배를 피우면 편안해진다?

금단증상을 완화시킬 뿐이다

산 정상에서 흡연하는 사람도 그렇지만 일을 하는 도중의 쉬는 시간이나 식사시간, 일이 끝난 뒤 술을 마실 때 등 느긋한 기분을 맛보기 위해 흡연하는 사람이 많다.

연기를 빨아들이고 크게 숨을 쉬면 편안해진다고 그들은 믿고 있다.

비흡연자는, 식사하는 동안 담배연기가 떠돌아오면 음식의 맛이 없어지고 그것은 술자리에서도 마찬가지이다.

흡연자에게 담배를 그만두고 싶지 않은 이유를 물으면 '마음이 편해지니까' 하는 이유가 가장 많다.

긴장을 푸는 방법은 얼마든지 있고 담배를 피우지 않는 사람들은 여러 방법으로 마음의 편안을 느끼고 있는데, 흡연자에게는 흡연이 가장 좋은 긴장 완화법이고 그 이외의 방법을 생각하지 못하는 경우가 많다.

그리고 담배라고 하는 '긴장완화의 만능약'을 빼앗으면 공포를 느낀다.

그러나 니코틴은 중추신경계를 자극하는 물질로서, 긴장완화와는 반대 작용을 가지고 있다.

흡연 뒤에는 혈중의 코르티졸이라고 하는 호르몬의 농도가 상승하는데 코르티졸은 다른 이름으로 스트레스호르몬이라고도 하며 신체가 스트레스를 느끼고 있을 때에 분비된다.

즉, 생리학적으로 몸은 스트레스 상태에 있는데도 본인은 주관적으로 '긴장이 풀리고 있다'는 역설이 성립되는 것이다. 왜 그런가?

대답은 간단하다. 흡연은 단순히 금단증상을 완화시키고 있는 데에 지나지 않기 때문이다.

일을 하는 도중에 잠시 담배를 피우지 않고 있으면 금단증상이 나타난다. 그것이 초조나 집중이 곤란한 불쾌증상이다.

그러나 흡연실에 가서 한 대 피우면 증상이 완화되어, 주관적으로 '긴장이 풀렸다'고 느낄 뿐이다.

실제로는 마이너스가 제로로 돌아왔을 뿐 긴장이 풀린 것은 아니다.

오히려 혈관은 수축하고 심장박동은 빨라지고 소화가 억제

되는 등 신체적으로는 니코틴에 의한 생리학적 스트레스 상태에 놓이게 된다.

홉연이란 바로 돈을 지불하고 스트레스를 빨아들이는 행위인 것이다.

담배는 끊으려고 하면 언제나 끊을 수 있다?

일화는 자료가 아니라 왜곡된 증거

여러 해 동안 계속해서 수십 개비의 담배를 피우고 있던 골초가 스스로의 힘으로 담배를 딱 끊을 수 있었다는 '일화'를 곧잘 들을 수 있다.

이와 비슷한 일화로 '우리집 할아버지는 골초였지만 80세까지 장수했다'는 말도 있다.

이것은 이것대로 좋은 일이지만 그분에게만 해당된 일이 나에게도 해당된다고는 할 수 없고 그와 같은 '극단적인 예외'를 일반화하는 것은 우리가 빠지기 쉬운 '인지(認知)의 왜곡'이다.

복권에 당첨된 사람의 이야기를 듣고 자기도 그가 산 판매점에서 복권을 산다는 것도 마찬가지로, 복권의 당첨 확률은 비행기 사고를 만나는 것보다도 훨씬 낮다는 사실을 무시하고 있다.

진실은 이러하다.

예외·우연＝골초가 80세까지 장수할 수 있었다.
사실＝흡연자의 평균 수명은 약 10년 짧다.

사실은 냉혹한 것으로 담배를 끊으려 해도 자력으로는 끊을 수 없고 계속 피우면 10년 빨리 죽는다.

순한 담배나 전자담배는 해가 적다?

전자담배의 수증기는 단순한 수증기가 아니다

니코틴이나 타르의 함유량이 적은 담배를 피웠다 해도 개비 수가 늘어나면 마찬가지이고, 무의식적으로 깊이 빨아들이게 되므로 결국 변한 것이라고는 하나도 없다.

그러기는커녕 폐 깊숙이 흡연하는 것이 심각한 암을 유발하는 것으로 이어진다는 것이 분명해지고 있다.

최근에 간접흡연 문제에 대한 인식이 확대됨에 따라 전자담배의 인기가 높아지고 있다.

세계적으로 수십 억 달러의 매출액에 이르고 있고 제조업체는 '해가 없다'고 선전한다.

확실히 종이로 만 담배처럼 하얀 연기는 나오지 않고 냄새도 적어 주위 사람들이나 흡연자 본인에게도 해가 적은 것처럼 보인다.

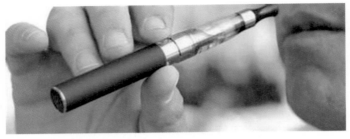

전자담배는 해가 적다?

전자담배의 '사실'에 대해서 세계보건기구(WHO)는 '이제까지 독립된 과학자에 의해서 그 해가 검증된 바가 없다'고 말하고 있다.

여기에서 '독립된'이라고 하는 말은 '담배회사로부터 돈을 받지 않았다'고 바꾸어 말해도 좋을 것이다.

과학적인 검증이 이루어지지 않고 있다는 것은 전자담배 흡연자들이 자진해서 돈을 내고 자신을 전자담배의 인체실험 대상으로 삼아 스스로 실험을 하고 있다고 해도 좋을 것이다.

현 시점에서 증거에 입각한 WHO의 결론은 명쾌하다. '이들 제품의 선전에서 말하고 있는 것처럼 전자담배의 증기는 단순한 수증기가 아니라 니코틴 외 수많은 유해물질을 포함하고 있다. 젊은이나 태아를 포함한 비흡연자나 주위 사람들에게도 심각한 악영향을 미친다'.

불편한 사실에서 눈을 돌려서는 안 될 것이다.

베란다 흡연, 공기청정기는 간접흡연을 막아준다?

흡연한 뒤 집에 오면 적어도 30분 동안 숨을 쉬지 말아야 한다

집 안에서 담배를 피울 수 없으니까 베란다 등에서 담배를 피우는 사람이 있다. 집에 돌아가기 전에 길에서 피우는 사람도 있다.

창을 열면 이웃집 베란다에서 담배 연기가 들어오고 위층에서 꽁초가 떨어지기도 한다.

또 역에서 집으로 돌아오는 길에, 앞에 가는 사람이 담배를 피우면 이를 피할 길이 없고 연기는 훨씬 멀리까지 다다르고 있다는 것을 당사자는 알지 못한다.

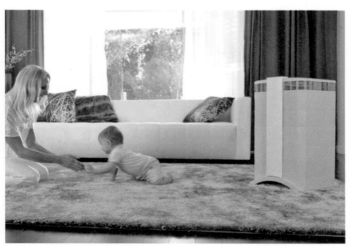

공기청정기는 간접흡연을 막아준다?

이와 같이 베란다 흡연이나 길거리 흡연은 집 안에서 담배를 피우지 않음으로써 가족을 간접흡연에 노출시키는 일을 피하고 있을지 모르지만 주위에는 상당한 폐를 끼치고 있다. 그리고 사실은 가족을 지키는 일도 하지 못하고 있다.

왜냐하면 흡연한 뒤 상당한 시간 동안 다량의 니코틴이나 일산화탄소 등의 유해물질이 흡연자의 숨에서 계속 배출되기 때문이다.

또 유해물질은 머리카락이나 양복에 붙어 집 안에 살포되고 있기 때문이다.

정말로 가족을 간접흡연에서 지키고 싶다면 밖에서 흡연을 한 뒤에는 벌거벗고 집 안으로 들어가 양복이나 머리카락을 씻음과 동시에 적어도 30분 동안은 숨을 쉬어서는 안 된다.

공기청정기가 있으니까 괜찮다는 것도 잘못이다. 공기청정기가 냄새는 제거해 주지만 유해물질을 제거해 주지는 않는다.

담배를 참으면 단연할 수 있다?

담배를 참으면 참을수록 끊기가 어렵다

담배를 끊는 일은 확실히 어려운 일이다. 그러나 과학의 은혜로 이전보다는 훨씬 확실하게 단연(斷煙)할 수 있다.

단연에서 무엇보다도 염두에 두어야 할 점은, 그것은 쓰라리고 엄격한 인내로 이루어지는 것이 아니라는 점이다.

니코틴 중독이 되어 있는 것은 둘레계통[대뇌변연계(大腦邊緣系)]라고 불리는 뇌의 비교적 안쪽 부분으로 본능에 가까운 곳이다.

한편 인내나 이성을 관장하는 것은 전두전야(前頭前野)라고 불리는 것으로, 인간에게만 있는 부분이다.

이 두 가지가 싸우면 대개의 경우 대뇌변연계가 이기고 만다. 중독증상의 극복이 어려운 것은 이 때문이다.

따라서 여기에서 전두전야로 하여금 무조건 참게 할 것이 아니라 사소한 스킬을 사용해서 대뇌변연계에 '흡연 스위치'가 들어가지 않도록 연구한다.

단연 치료에서 단연보조제를 처방받는 것도 좋은 방법이다.

이 약은 뇌 안의 니코틴 수용체를 '점거'해서 담배를 피워도 만족감을 얻을 수 없도록 하는 역할을 한다.

이에 더해 몸 주변에서 '흡연 스위치'를 눌러주는 것을 멀리하고, 피우고 싶다는 기분을 미리 막는 것도 효과적인 방법이다.

예를 들어 흡연도구를 버린 뒤 얼마 동안 술자리를 피하고 그 시간에 헬스장을 다니거나 해서 담배를 피우고 싶은 기분이 들면 마음을 다른 곳으로 돌리는 등의 방법도 있다.

스트레스를 완화시켜준다?

담배에 의존하면 천천히 그리고 확실하게 정신을 파괴한다

여기에서 말하는 스트레스란 인생을 파괴할 듯한 스트레스만이 아니라 사람을 만난다든가 전화를 받는다든가, 주부가 어린 아이의 울음소리에 짜증이 난다든가 하는 정도의 스트레스도 포함된다.

전화를 예로 들어보자. 누구에게나 전화는 정도의 차이는 있지만 스트레스의 원인이 된다. 특히 비즈니스맨에게는 그렇다.

모든 전화가 기분이 좋은 손님이나 칭찬을 해 주는 상사로부터 온 것이라고는 할 수가 없다.

가끔 애로나 지급 독촉이나 비난, 공격의 전화가 걸려온다. 그럴 때 자기도 모르게 담배에 손이 간다.

왜 담배에 손이 가는지 알 수가 없다. 알고 있는 것은 '아무래도 담배가 도움이 될 것 같다'는 생각뿐이다.

그는 이미 니코틴의 금단증상인 초조함을 느끼고 있다. 평소의 스트레스와 함께 그 초조함을 부분적으로라도 해소시킬 수 있으면 마음의 안정을 얻을 수 있을 것이라고 생각한다.

흡연자는 담배에 불을 붙임으로써 기분이 좋아진다. 그러나 이 편안함도 본질적으로는 환상이다.

아무리 담배로 기분이 좋아졌다고 해도 비흡연자보다는 마음이 긴장하고 있고 담배에 끌려들면 끌려들수록 금단증상은 심해지기 때문이다.

여기에서 말하고 싶은 것은 담배는 신경을 파괴할 뿐, 결코 안정을 주지는 않는다는 것을 강조하고 싶을 뿐이다.

어느 날 의사가 말한다. "만약에 담배를 끊지 않으면 양다리를 자르게 될지도 모릅니다."

양다리가 없는 생활을 상상해 보라. 담배를 계속 피워 두 다리를 자르다니.

이와 같은 이야기는 자주 들었지만 그것은 어리석은 자의 이야기라고 무시하기가 일쑤이다.

그러나 그는 뇌출혈로 언젠가는 두 다리는커녕 생명을 잃어도 우습지 않은 어리석은 자가 된다.

이 모든 것은 무서운 마약이 하는 짓이다.

담배는 당신으로부터 용기와 자신(自信)을 아낌없이 빼앗아 가고 있는 것이다.

그리고 자신이 없어지면 없어질수록, 그 반대로 담배가 자신감을 안겨 주는 것 같은 착각에 빠지게 된다.

홉연자가 야간에 외출했을 때 담배가 없으면 그 공포로 공황상태에 빠진다는 이야기는 누구나 들은 일이 있을 것이다.

그러나 피우지 않는 사람은 그러한 공황상태와는 무관하다. 공황상태는 담배 때문이니까.

담배는 용기를 파괴할 뿐만 아니라 강력한 독극물이기 때문에 당신의 몸을 서서히 파괴해 간다.

홉연자의 몸이 죽음에 노출되기 시작할 무렵이 되면 담배는 자신(自信)의 원천이라고 믿어 버리기 때문에 담배는 다른 것과 바꿀 수 없는 것, 인생은 그것 없이는 안 된다는 것으로 생각해 버리고 만다.

담배는 결코 스트레스 해소는 되지 못한다. 담배는 천천히 그리고 확실하게 자신을 없앤다.

단연에서 얻어지는 홀륭한 수확의 하나는 용기와 자신을 회복하는 것이다.

따분함을 없애준다?

담배는 오히려 따분함을 증폭시킨다

홉연에 얽힌 환상에 '담배는 따분함을 없애준다'는 것이 있다.

그러나 지금 자기가 담배를 피우고 있다는 사실을 분명히 의식해서 담배를 피우고 있는 사람은 적을 것이다.

실제로 니코틴 중독이 된 사람은 담배를 피우지 않으면 상실감을 느낀다.

무엇인가 즐거운 일에 마음을 빼앗기고 있는 동안에는 담배가 없어도 오랫동안 아무 상관이 없지만 따분한 심정을 느끼면 그렇지가 않다.

금연이나 단연의 노력을 하고 있지 않을 때에는 담배에 불을 붙이는 것도 무의식적이다.

하루에 피운 담배를 모두 상기하려고 해도 아침의 한 개비와 식후의 한 개비 정도만 기억하고 있는 것이 고작이다.

담배가 따분함을 간접적으로 증폭시키고 있는 것이다.

흡연은 적극적인 활동 대신에 따분한 상태에 빠진 금단증상만을 완화시키는 데에만 효과가 있기 때문이다.

집중력을 높여준다?

예술가나 정신적인 일에 종사하는 사람의 경우

집중력을 얻고 싶어서 담배를 피우는 사람들 가운데에는 작가나 예술가 등, 정신적인 활동에 종사해 영감을 구하는 사람들이 많다. 그러나 이것도 터무니 없는 환상이다.

담배는 집중력을 촉진하는 것이 아니라 파괴한다.

왜냐하면 잠시 흡연을 하고 있으면 흡연 중이라 해도 금단 증상을 완전히 해소시킬 수가 없기 때문에 흡연자는 빨아들이는 양을 차츰 늘려 간다. 따라서 흡연 문제도 갈수록 심각해지기 때문이다.

또 다른 이유도 있다.

담배를 피우면 혈관이 서서히 독극물로 막혀서 뇌로 가는 산소의 양이 줄어든다.

반대로 혈액의 순환이 좋아지면 집중력이나 영감의 능력이 두드러지게 높아진다.

정신력으로 금연을 시도하는 사람이 실패하는 것은 이 집중력에 대한 이해가 모자라기 때문이다.

초조나 언짢은 기분은 어떻게든 참을 수가 있지만 무엇인가 어려운 일에 집중하려고 하면 담배 없이는 되지 않는다.

금연하면 집중력이 없어진다고 하는데 이것은 니코틴 중독에서 벗어나고자 하는 것에서 비롯된 금단증상 때문이 아니라 담배가 야기시키는 불안감 때문이다. 그러나 담배를 피운다고 해서 좋아지지는 않는다.

담배를 피우는 사람은 무엇인가 불편한 일이 있더라도 그것을 담배 탓으로 돌리지 않는다.

기침을 하고 있어도 감기가 오래된 것으로 생각한다.

그러나 일단 담배를 끊으면 그 어떤 실패도 담배를 그만둔 탓으로 돌린다.

정신적인 불안감이 일어나면 이렇게 말할 것이다. "이때 한 대 피우면 훨씬 좋아질 텐데……" 그래서 담배 끊기를 결심한 일에 의심을 품기 시작한다.

담배는 집중력을 높여준다고 믿고 있는 사람은, 집중할 수 있을까 걱정하고 있는 동안에는 절대로 집중할 수가 없다.

집중력을 방해하는 것은 금단증상이 아니라 '의심하는' 마음이다.

마음을 편안하게 해 준다?

식충식물에 먹히는 벌레와 같은 흡연자

흡연자의 대부분이 담배는 사람을 '편안하게 해준다'고 믿고 있다.

그러나 니코틴은 자극성 화학물질이다. 맥박을 재면서 두 개비를 계속해서 피워보면 심박수가 두드러지게 올라간다는 것을 알 수가 있을 것이다.

식후의 한 대는 마음이 편안해지는 한 대라고 흡연자들은 말한다.

비흡연자는 일을 그만두고 식사 시간에 느긋하게 식탁에 앉아 굶주림과 갈증을 없애고 편안한 마음으로 만족감을 맛본다.

그러나 흡연자에게는 또 하나 채워야 할 굶주림이 있으므로 아직 완전하게는 편안한 마음을 가질 수가 없을 것이다. 그것은 곧 마음 깊은 곳에 있는 갈망증이다.

이 굶주림 때문에 니코틴 중독자는 한시도 편안한 마음을 가지지 못하고 긴장도는 나이를 먹음에 따라 갈수록 심해진다.

피우지 않는 사람이 긴장을 풀 수 없는 사람이 아니다.

지구상에서 가장 긴장을 풀 수 없는 사람—그것은 기침을 하고 가래를 뱉고 고혈압으로 늘 초조해하는 골초로 50대 회사 임원이다.

이 단계까지 이르면 담배가 일으킨 증상을, 담배를 가지고 부분적으로 완화시킬 수도 없게 된다.

사람들은 자기들의 흡연 행위를 정당화하려고 할 때 으레 이렇게 말한다. "아, 담배를 피우면 기분이 안정돼. 정말로 마음을 편하게 해줘."

흡연자를 관찰해 보면 (특히 흡연이 허락되어 있지 않은 곳에서) 그들은 손을 입에 대거나 흔들거나 발을 탁탁 구르거나 머리카락을 만지작거리거나 이를 악물고 있을 것이다.

흡연자는 긴장을 풀지 못하고 있는 것이다. 그들은 완전히 편안한 상태에 있는 것이 어떠한 일인가를 잊어 버린 것이다.

그러나 흡연을 그만두면 편안한 상태가 돌아온다.

흡연은 마치 식충식물에 벌레가 먹히는 현상과 비슷하다. 처음에 벌레는 꿀을 빨고 있지만 자기도 모르는 사이에 식물에게 먹히고 마는 것이다.

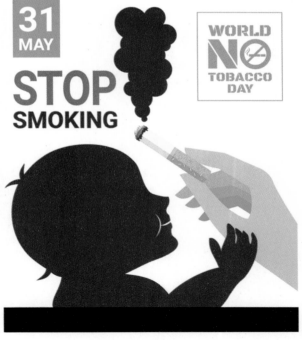

세계의 금연 포스터

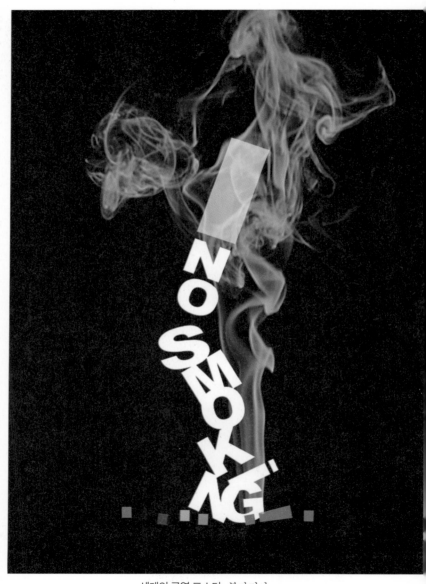

세계의 금연 포스터, 불가리아

제4부
흡연의 실상

자기도 모르게 서서히 빠져드는 덫—담배의 마력이다.

사람들은 그야말로 하찮은 동기로 담배를 피우기 시작한다.

담배의 노예가 되다니! 이성을 갖추고 만물의 영장이라고 하는 인간이 할 짓이 아니다.

당신은 덫에 걸려 있다

하루빨리 빠져나올 길을 찾아야 한다

담배의 정체는 교활하고 사악한 덫이다.

이러한 정교한 덫은 인간의 능력으로는 결코 그 정체를 간파할 수가 없을지도 모른다.

그렇다면 누가 젊은이들을 이 덫으로 유인하는가?

그것은 이미 덫에 걸린 어른들이다.

그러면서도 이상하게도 어른들은 "흡연은 불결하고 혐오스런 습관이다. 인간을 파괴하고 큰돈을 빼앗는다"고 충고까지 한다.

덫은 덫이라도 미끼가 없는 덫, 당근을 매달 필요가 없는 덫이다.

이 덫의 장치는 '맛이 있는 것'이 아니라 '맛이 없는 것'이기

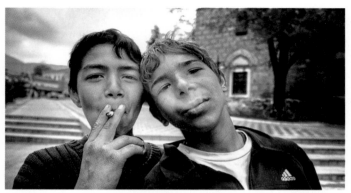

젊은이들은 '피우는 모습이 멋이 있어서', '어른이 되고 싶어서' 담배라는 독극물에 빠져들고 있다.

때문에 미끼가 없다.

인간은 현명한 동물이다.

만약 담배의 맛이 좋은 것이라면 한 대만 피우기만 해도 마음의 경고 벨이 울려서 '아, 이러니까 어른 두 사람 가운데 한 사람은 큰돈을 내고 몸을 파괴하면서까지 담배를 피우고 싶어하는구나' 하고 생각할 것이다.

그러나 실제로 담배는 매우 맛이 없다. 그래서 '이런 맛으로는 담배 중독이 될 리가 없다. 이렇게 맛이 없는 것은 언제든 그만둘 수 있다'고 방심하게 된다.

담배라고 하는 마약은 흡연자 본디의 목적을 그렇게 간단히 채워주지 않는다.

남자 아이는 '강한 남자로 보이게 하고 싶다', '험프리 보가트나 클린트 이스트우드 같은 사람이 되고 싶다', '내가 어른이라는 것을 남에게 보여주고 싶다'는 목적으로 담배를 손에 쥔다.

그래도 한 대 피워보고 자기는 강한 남자와는 거리가 멀다는 것을 알게 된다.

연기를 빨아들이는 것만으로도 고생스럽고 몇 대를 피우면 눈이 어질어질하고 구역질이 난다.

여자 아이는 현대적이고 세련된 여성을 동경해 담배에 손을 댄다.

그래도 어떻게 해서든 남자 아이의 강한 면모가, 여자 아이의 세련된 모습이 나타날 무렵, 그들은 '이런 것 피우지 않았으면 좋았을 걸'하고 생각하게 된다.

그리하여 나머지 인생 동안 자기 자신에게는 변명을 하고, 때로는 금연을 시도하고 피우면 안 된다고 아이들을 타이른다.

덫의 교활한 점은, 스트레스가 쌓였을 때에만 금연을 해볼까 하는 생각이 든다는 점이다.

이를테면 건강이 걱정되었을 때나 돈이 없을 때, 또는 단순히 자기가 병원균이나 되는 것처럼 느꼈을 때이다.

그러나 막상 담배를 끊으면 니코틴의 가공할 금단증상에 의해서 스트레스가 더욱 쌓이게 된다.

2~3일은 고문과 같은 고통을 맛보게 된다. 그래서 마침내 '시기가 나빴다. 스트레스가 없어질 때까지 기다리자'고 하는 판단을 내리게 될 것이다.

그러나 스트레스가 없어지면 담배를 끊을 이유도 없어진다.

그러나 스트레스가 없어지는 시기 같은 건 오지 않는다.

현대 사회에서는 스트레스가 늘어나는 일은 있어도 줄어드는 일은 없다.

우리는 부모의 보호로부터 벗어나는 순간 집을 사고, 융자금을 갚고, 아이를 낳고 출세를 생각하는 따위의 자연스러운 삶의 과정을 밟게 된다.

담배를 피워도 스트레스 해소는 되지 않는다. 현대 사회가 그렇게 생각하게 할 뿐, 니코틴은 반대로 더욱 겁이 많고 초조한 인간을 만들게 된다.

흡연이란 거대한 미로에 빠져드는 것과 같다.

한 발자국이라도 들어가면 덫에 걸려 죽을 때까지 빠져나올 길을 찾아야 한다.

담배는 왜 피우는가?

누구나가 시시한 이유 때문에 담배를 피우기 시작한다. 대개가 친구의 압력이나 권유로 그렇게 된다.

그렇다면 담배 중독이 되어 가고 있다는 것을 알고나서도 계속 피우게 되는 이유는 무엇일까?

담배를 입에 달고 사는 사람으로서 담배를 피우는 이유를 알고 있는 사람은 없다. 진짜 이유를 알고 있으면 피우지 않을 것이다.

흡연자는 마음 속으로는 자기는 어리석다고 생각하고 있다.

담배 같은 건 피울 필요가 조금도 없다는 것은 중독이 되기 전부터 알고 있다.

처음에 피운 담배가 그야말로 지독한 맛이어서 거기에 익숙해지는 데에 대단한 노력이 필요했다는 것도 기억하고 있다.

그러한 그들을 가장 초조하게 만드는 것은 담배를 피우지 않는 사람들이 "우리는 손해볼 일은 아무것도 없다"고 흡연자들을 비웃고 있다는 것을 느낄 때이다.

흡연자도 현명하고 이지적인 사람들이므로 담배가 건강에 큰 해를 끼치며 돈도 든다는 것을 알고 있다.

그렇기 때문에 흡연자에게는 그럴듯한 이유가 필요하게
된다.

흡연자가 담배를 계속 피우는 참다운 이유는 다음 두 가지
이다.
① 니코틴 중독
② 세뇌

담배는 습관이 아니라 마약중독

니코틴이 주범

니코틴은 담배에 포함되어 있는 무색의 염기성 유기화합물
로 의존성이 있다.

의존하게 될 때까지의 속도는 어느 마약보다도 빨라서 담
배 한 개비로도 중독이 된다.

담배를 한 대 피울 때마다 폐에서 뇌로 소량의 니코틴이 운
반되는데 그 속도는 혈관에 주입된 헤로인보다도 더 빠르다.

한 대의 담배로 20번 빨아들이면 단 한 개비로 20회분의 마
약을 섭취하는 것이 된다.

담배를 한 대 다 피우고 나면 체내의 니코틴은 이내 줄어들
어 흡연 30분 뒤에는 반으로, 한 시간 뒤에는 4분의 1로 떨어
진다. 따라서 거의 대부분의 흡연자가 하루에 20개비를 피운
다는 것도 계산상으로 맞는다.

여기에서 우선 금단증상에 대해 대부분의 흡연자들이 품고 있는 오해를 살펴볼 필요가 있다.

담배를 끊으면 금단증상, 즉 참기 힘든 육체적 고통을 겪어야 한다고 생각하는 사람이 많을 것이다.

그러나 실제의 금단증상은 육체적인 것이 아니라 정신적인 것이다.

육체적인 면에 대한 니코틴 금단증상은 매우 가벼워서 자기가 니코틴 중독이라는 것을 모르는 채 평생을 지내는 사람도 많다.

그러나 '니코틴 중독'은 틀림없이 마약중독이다.

다행히 니코틴은 끊기가 쉬운 마약이지만 이것을 끊기 위해서는 우선 니코틴 중독을 인정해야 한다.

니코틴의 금단증상은 육체적 고통을 수반하지 않는다.

다만 무엇인가 잃은 것 같은, 안정이 되지 않는 감각이 있을 뿐이다.

이와 같은 정신면에서의 금단증상을 오랜 시간 동안 맛보면 흡연자는 긴장하고 불안에 쫓겨 자신이 없어지고 초조해진다.

이것은 굶주린 상태와 같지만 먹을 것에 굶주린 것이 아니

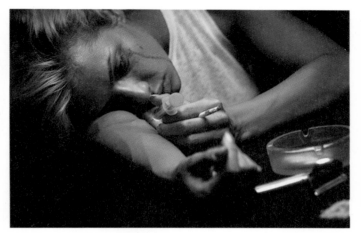

니코틴 중독은 마약중독과 같은 것이다.

라 니코틴이라고 하는 독극물에 굶주린 것이다.

그래서 담배에 불을 붙이면 7초 뒤에는 니코틴이 몸속에 공급됨으로써 굶주린 듯한 느낌은 안도와 자신으로 변하게 된다.

흡연이란 정말로 불가사의한 행위이다.

담배를 피우는 사람은 모두 자기가 바보다, 나쁜 것의 포로가 되어 있다고 생각하고 있다.

다만 흡연에 의해서 얻어지는 평온이 조촐한 기쁨을 가져다 준다고 기대하고 담배를 피우는 것인데, 생각해 보면 그와 같은 평온이나 자신은 담배를 피우게 되기 전부터 누구나 가지고 있는 것이다.

이런 기억이 있을 것이다.

작아서 특히 주목은 하지 않지만 그러나 무엇인가 마음에 거슬리는 것(이를테면 근처에서 온종일 울리고 있는 경보기)이 갑자기 꺼졌을 때 평온과 평안함이 온 몸에 가득 차는 것을……

그러나 이것은 사실 편안함이 아니라 다만 나빠지고 있는 것의 진행이 멈추었을 뿐이다.

맑고 완벽한 몸에 니코틴을 주입하고 그 니코틴이 없어질 무렵에 육체적인 면이 아니라 정신적인 면에서 금단 증상이 나타난다.

이것은 알아차릴 수 없을 만큼 약하다.

그러나 이것은 몸속에 물방울이 뚝뚝 떨어지고 있는 정도의 것으로, 이성으로는 이해할 수 없다. 아니, 이해할 필요도 없는 것이다.

담배를 피우고 싶다는 갈망감(渴望感)이 잠시 동안이나마 엷어지고 담배 중독이 되기 전에는 늘 가지고 있던 자신감이 살아난다.

그러나 담배가 주는 만족감은 일시적인 것으로 갈망감을 고치기 위해서는 몸속에 더 많은 니코틴을 공급해야 한다.

한 대를 끌 때마다 갈망감이 고개를 쳐들어 이 악순환은 계속된다. 평생 동안……. 스스로 단절하기 전에는!

흡연자가 이것을 알아차리지 못하는 것에는 세 가지 이유가 있다.

① 육체적인 고통을 느끼지 않으니까.
② 담배는 효과가 역방향으로 나타나니까.
③ 태어나면서 담배가 가까이 있었기 때문에.

이것은 어떠한 마약에도 해당된다. 즉, 피우지 않으면 고통스러워진다→담배 때문이라는 것을 알아차리지 못한다→불을 붙이면 개운해진다.

따라서 담배가 기쁨이나 마음을 지탱하게 하는 것이라고 오해를 하게 된다.

담배를 피우기 시작한 나이에는 이미 생활습관은 거의 확립되어 있다.

그러나 일단 담배를 배우면 담배가 마음의 지탱이나 기쁨처럼 느껴도 아무런 의문도 생기지 않는다.

이것은 어렸을 때부터 이미 담배의 세뇌를 받고 있기 때문이다. 그 단계에서 그는 이미 '즐거운' 흡연자들의 일원이 된 것이다.

담배는 '습관'이 아니라 '마약중독'이다.

어떻게 해서든 이 중독과 싸울 방법을 배워야 한다.

자기도 모르는 사이에 담배를 정기적으로 사는 것이 아니라 살 수 밖에 없도록 되어 있다.

사지 않으면 공황상태에 빠지고 나이를 먹음에 따라 구매하는 양도 늘어나게 된다.

이것은 다른 마약도 그렇지만 체내에 니코틴 면역이 생겨 몸이 흡수하는 양이 갈수록 늘어나기 때문이다.

금단증상은 당신이 담배에 불을 붙일 때마다 안정된 상태가 되도록 담배 자신이 만들어낸다.

그런데 조금 익숙해지면 이 이탈 상태를 완전히 고칠 수가 없게 된다.

담배는 습관 때문에 피우는 것이 아니다

니코틴은 마약일 뿐만 아니라 강력한 독극물이다

담배를 계속 피우면 더욱더 큰 아픔을 몸 안에 남기게 되는데, 이것은 너무 작은 신을 신고 다니는 것보다 더 어리석은 일이다.

한 대를 다 피우면 니코틴은 이내 체내에서 사라지게 되므로 스트레스가 고여 있는 상황에서 골초가 되는 것은 당연하다.

다시 말하지만 담배는 습관이 아니다. 담배를 계속 피우는 것은 몸 안에 자리를 잡은 작은 악마 때문이다.

작은 악마에게는 가끔 먹이가 필요하다. 언제 먹이를 주느냐는 흡연자 자신이 정하게 되는데, 다음 네 가지 가운데 어느 하나, 또는 그것이 조합되었을 때이다.

'따분할 때' 또는 '집중하고 있을 때'

'스트레스를 느낄 때' 또는 '긴장이 풀린 상태에 있을 때'

담배는 권태나 스트레스를 감소시켜주지도 않고 집중력이나 긴장 완화감도 높여주지 않는다.

이들은 모두 환상일 뿐이다.

니코틴은 마약일 뿐만 아니라 강력한 독극물이고 살충제로도 쓰일 수가 있다.

담배 한 개비에 포함되어 있는 니코틴을 직접 혈관에 주입하면 인간을 죽음에 이르게도 할 수가 있다.

또 담배에는 일산화탄소를 위시해 여러 가지 독극물이 포함되어 있다.

인간은 이 세상에서 가장 세련된 생물이다. 아메바나 지렁이도 먹을 것과 독을 구별할 줄을 모르면 살아갈 수가 없다.

수만 년이라고 하는 역사의 과정을 통해서 인간은 먹을 것과 독을 구별해 후자를 배설하는 기술을 몸에 지녀왔다.

인간은 의존증이 되기까지는 담배 냄새와 맛을 거부한다.

담배 연기를 동물이나 아이들의 얼굴에 풍기면 담배에 의존하지 않는 그들은 기침을 하고 침을 뱉을 것이다.

니코틴이 없어지면 우울해지는 까닭

세로토닌의 작용

니코틴 중독에 깊이 관여하고 있는 물질로서 니코틴 외에 뇌 안의 물질이 있다.

세로토닌(serotonin)이 그것이다. 세로토닌은 식욕, 수면과 각성(覺醒)의 리듬, 생식, 운동, 체온, 호흡, 소화, 심장 등의 조정에 관여하는 뇌 안의 물질이다.

세로토닌의 분비가 늘어나면 사람은 편안해지고 몸이 따뜻해져서 잠이 온다.

반대로 세로토닌의 작용이 약화되면 변비나 과식이 되고 몸이 차가워지고 호흡도 약해진다.

잠도 얕아지고 불면증상을 일으키고 더 나아가서는 우울상태가 되기도 한다.

니코틴은 이 세로토닌의 작용도 지배한다. 니코틴이 들어가면 뇌 안의 세로토닌의 작용은 강화되어 심신이 편안해지고 니코틴이 끊어지면 우울한 상태에 빠진다.

식사 전에 담배를 피우고 싶은 것도 니코틴 탓이다.

니코틴이 세로토닌의 작용을 강화하면 위장의 소화 활동이 좋아진다.

식후의 한 대가 맛이 있는 것도 세로토닌에 의해서 만족감이 증가하기 때문이다.

아침의 한 대가 잠을 깨게 하는 이치와 마찬가지이다.

담배로 스트레스를 발산할 수 없다

도파민의 정체

스트레스를 발산하기 위해서 담배를 피운다.

그러나 담배로 스트레스를 발산시킬 수는 없다. 오히려 스트레스 감수성이 강한 스트레스 체질이 된다.

우선 도파민(dopamine)이라는 물질의 작용에 대해서 알아둘 필요가 있다.

이 도파민이야말로 단연 성공의 열쇠를 쥐고 있기 때문이다.

도파민은 뇌에서 나오는 '쾌(快)'의 감정이나 의욕을 일으키는 물질로 우리가 갖가지 행동을 할 때 뇌 안에서 작용을 하고 있다.

평소 우리의 생활은 행동의 연속이다.

따라서 뇌 안에서는 도파민이 안정적으로 분비되고 있는 것이 보통이다.

니코틴에는 이 도파민의 분비에 작용하는 기능이 있다.

니코틴이 들어오면 뇌 안의 도파민의 양이 단숨에 늘어나면서 의욕과 기력이 생긴다.

그런데 흡연자는 니코틴 작용이 끊어짐과 동시에 도파민의 분비량이 눈에 띄게 줄어든다. 이른바 '니코틴 소멸' 상태가 나타난다.

도파민이 줄어들면 초조감과 기력의 쇠퇴 등 정신적인 마이너스 현상이 일어나 스트레스를 강하게 느끼게 된다.

이 니코틴이 떨어진 상태를 보충하려고 뇌는 '담배를 피우고 싶다'고 강하게 욕구하게 된다.

흡연 때의 첫 모금이 상쾌감과 안도감을 느끼게 하는 것은 도파민이 방출되었다고 하는 신호이다.

흡연자는 니코틴 공급이 되지 않아서 일어나는 스트레스가 괴로워서 담배를 피우게 되는데, 이것이 니코틴 중독의 실태이다.

담배를 피워서 '스트레스가 발산되었다', '일을 할 의욕이 생겼다'고 느낀다면 그것은 바로 니코틴 중독이 되었다는 증거이다.

흡연이냐 단연이냐의 갈림길

담배를 처음 피우면 고통이 따른다

당신도 처음으로 담배를 입에 댔을 때 연기를 들이마시려고 한 순간 기침을 했고 너무 많이 흡입하면 현기증이 나서 기분이 나빴을 것이다.

이것은 몸이 '독을 들여보내는 것을 그만두세요'라고 외치고 있기 때문이다.

이 단계에서 흡연자가 되느냐 안 되느냐가 정해진다.

육체적, 정신적으로 약한 사람이 담배를 피운다는 것은 거짓말이다. 강하지 않으면 그런 것을 피울 수가 없을 것이다.

담배의 가장 비극적인 점은 중독증이 되기 위해 자진해서 큰 노력을 하고 있다는 점이다.

또 그렇기 때문에 10대의 흡연을 저지하는 일이 어렵다.

10대의 흡연자는 흡연의 학습과정에 있고 담배가 맛이 없다고 느끼고 있기 때문에 그만두려면 언제라도 그만둘 수 있다고 생각한다.

많은 흡연자들은 '담배의 맛과 향기가 좋다'고 생각하고 있지만 이것도 환상이다.

담배를 막 피우기 시작했을 때 싫은 맛과 냄새에 대한 면역을 몸에 생기게 해 니코틴에 견딜 수 있는 몸을 만들어 간다.

이것은 마약 중독자가 주사기를 달고 사는 것과 비슷하다. 마약의 이탈증상은 매우 강하므로 중독환자는 이 쓰라린 증상을 완화시키는 쾌감을 즐기고 있는 것이다.

흡연자는 싫은 맛이나 냄새에 코를 막고서라도 담배에 의존하려고 한다.

궐련이든 박하담배든 파이프든 처음에는 이상한 맛이라고 느껴도 잠깐만 참으면 좋아지는 법이다.

또 흡연자는 감기나 인플루엔자에 걸려도, 목이 부어 있어도, 기관지염이나 공기증(空氣症)을 앓고 있어도 담배를 피우려고 한다.

제5부
금연이냐 단연(斷煙)이냐

담배를 그만두는 것을 나타내는 말에는 '금연(禁煙)'이라고 하는 말밖에 없는데 술을 그만두는 말에는 '금주(禁酒)'와 '단주(斷酒)'라는 두 가지 말이 있다.

왜 '금연'이 아니라 '단연(斷煙)'인가?

술에는 '단주', 그러나 '흡연'에는 '단연'이란 말이 없다

알코올 의존증 환자가 병원에 와서 진찰을 받는 경우 환자는 진찰을 받기 전에 술을 마시고 오는 경우가 있다.

진찰을 받기 며칠 전에 절주를 한다고 해도 환자의 뇌 안에는 아직도 알코올이 남아 있다.

그러기 때문에 '금주'와 같은 말을 사용하면 '금주를 1개월 정도 하고 몸 상태가 좋아지면 다시 마셔도 된다'고 오해되기가 쉽기 때문에 '단주'라는 말을 써서 "당신은 단주를 하지 않으면 죽습니다"라고 강하게 설명을 하게 되었다.

여기에서 우리는 '단주를 하지 않으면 죽는다'는 말에 주목해야 한다. 이 어법 그대로라면 '담배를 단연하지 않으면 죽는다'가 되는데, 이제 담배에도 '단연'이라는 말이 도입되어야 할 것이다.

단연을 해야 할 이유

금연은 수동적이고 단연은 능동적이다

사람은 매사에 수동적이 되면 할 의욕이 생기지 않는다.

담배도 외부의 압력을 받아 "담배를 끊어야 한다"고 하면 끊기가 어려워진다. 왜냐하면 수동적이 되어야 하고 참아야 할 일이 많기 때문이다.

금연의 경우를 보자. 여기에는 일정한 프로그램들이 있다. 예를 들면 다음과 같은 것이다.

1. 휴대전화를 가지고 다닌다. 담배를 피우고 싶으면 친구에게 전화를 건다.
2. 담배를 피우는 사람과 거리를 둔다. 가능하면 자기 앞에서는 담배를 피우지 말아달라고 부탁한다.
3 음주 때 담배를 피우는 습관이 있으면 술과 거리를 둔다.
4. 마음이 흔들리면 천천히 심호흡을 한다
등등이다.

이렇게 되면 완전히 타율적이어서 자존심이 강한(?) 현대인으로서는 도저히 참을 수가 없는 일이다.

참는다고 담배가 끊어지는 것은 아니다

참으면 극복할 수 없는 고통이 따른다

'금연은 마라톤과 같다'는 말이 있는데 이것은 틀린 말이다.

마음의 정리를 하지 않은 채 금연을 시작하면 '인내'가 필요하게 되어 인내하는 마라톤이 된다.

그러나 흡연의 작용 원리를 알고 단연할 수 있는 사람은

'담배의 망령'에 시달리지 않는다. 자기도 모르는 사이에 라이터에 손이 가는 일도 없을 것이다.

금연, 아니 단연은 낮은 산의 등산과 같다. 금연하는 사람에게 금연은 에베레스트 급의 등정으로 느껴질지도 모르지만 단연하는 사람에게는 어이가 없을 만큼 낮은 장애물일 뿐이다.

그러나 아무리 낮다 해도 아무런 지식 없이 준비도 하지 않고 도전하면 안 된다. 잠깐의 하이킹도 굽이 높은 구두를 신고 한다면 틀림없이 고생을 한다.

그러나 사전에 움직이기 쉬운 복장을 하고 고수의 도움말을 받고 제대로 신을 신고 추위에 대한 대책도 세우고 상세한 지도를 가지고 무리가 없는 후계 포인트를 설정한 일정을 짜면 고생을 하지 않아도 올라갈 수가 있다.

단연도 마찬가지이다. 사전에 용의주도하게 준비를 하고 유능한 길라잡이가 있으면 두려워할 이유가 없다. 준비만 제대로 되어 있으면 '인내'는 필요가 없다.

담배를 끊을 수 없는 니코틴 의존도

쾌감을 낳게 하는 도파민

담배를 그만 피운다고 하면서 자기도 모르게 왜 다시 피우게 되는가?

그것은 니코틴 의존도가 그 원인이다.

담배를 피우면 니코틴은 뇌에 있는 니코틴 수용체와 결합을 한다. 쾌감을 생기게 하는 물질(도파민)이 대량으로 방출되어 흡연자는 쾌감을 느끼게 된다. 이것이 '담배를 피우면 마음이 안정된다'는 효과를 내는 구조이다.

그러나 30분이 지나면 니코틴이 소진되어 '초조해진다, 안정되지 않는다' 등의 금단증상이 나타난다.

그리고 그 금단증상을 해소시키기 위해 다시 담배를 피우게 되어 니코틴 의존증이 되어 간다.

이렇게 되면 담배를 끊고 싶어도 어려워진다. 니코틴으로부터 빠져나온다는 것은 마약을 끊는 일과 같을 만큼 어려운 일이 된다.

순한 담배도 내용물은 같다

순한 담배는 해가 적다?

저타르, 저니코틴의 이른바 '순한 담배'가 인기이다. 그러한 사람은 순한 담배라면 건강에 끼치는 피해는 적다고 생각하는 사람이 있을지도 모른다.

본디 담배곽에 표시되어 있는 니코틴이나 타르의 수치는 담배 한 개비의 함유량이 아니다. 타르, 니코틴의 mg 표기에 상관없이 안에 들어 있는 담배는 같다.

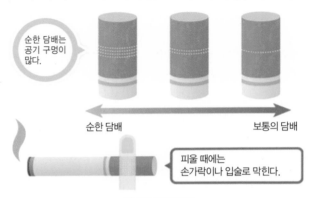

순한 담배는 공기 구멍이 많다.

순한 담배　　　　　　　보통의 담배

피울 때에는 손가락이나 입술로 막힌다.

담배의 공기 구멍

　그렇다면 수치의 차이는 무엇인가? 그것은 기계에 의해서 일정량 흡연을 했을 때의 연기를 분석한 수치이다. 거르개 부분에 공기구멍을 많게 하거나 공기를 통과시키는 종이를 사용하든가 해서 빨아들이는 니코틴이나 타르의 양을 적게 하고 있으므로 측정치가 낮아진다.

　그러나 실제로는 담배를 피울 때 손가락으로 공기구멍을 막아버리기 때문에 보통의 담배를 피우고 있는 것과 하등 다른 점이 없다.

　또 '순한 담배'를 피울 때에는 무의식 중에 깊이 빨아들이거나 담배를 끝까지 피우는 경향이 있으므로 역시 보통의 담배를 피우는 것과 차이가 없다.

담배로 여명(餘命)이 10년 짧아진다

여성 사망자가 적은 것은 흡연율이 낮기 때문

담배를 피우면 여명이 짧아진다는 말을 곧잘 듣는다. 구체적으로 얼마나 짧아질까?

영국의 자료에 의하면 70세 시점을 수명으로 보았을 경우 담배를 피우지 않는 사람이 81%임에 대해 담배를 피우는 사람은 59%였다. 담배를 피우는 것만으로도 생존율이 23%나 낮아진다. 마찬가지로 여성의 경우 담배로 여명이 10년 짧아지고 있다.

이밖에도 50세 이상의 남성 사망자 가운데 다섯 명에 한 사람은 흡연이 원인으로 되어 있다. 여성은 이보다 적었는데 이것은 여성의 흡연율이 낮기 때문이다.

담배는 주위 사람의 건강도 빼앗는다

흡연자보다 더 무서운 간접흡연

담배에 포함된 유해물질이나 발암물질은 당신의 건강을 빼앗을 뿐만 아니라 가족이나 친구, 직장 동료 등 당신의 소중한 사람들의 건강도 빼앗는다.

담배 연기에는 담배를 직접 입으로 빨아들이는 연기와 불이 붙은 담배 끝에서 나는 연기로 나뉜다.

직접 빨아들이는 연기에는, 담배 끝에서 스스로 나는 연기에 비해 니코틴이 2.2배, 타르가 3.4배, 일산화탄소가 4.7배나 포함되어 있다.

이 스스로 피어오르는 담배 연기를 자기의 의사와는 상관없이 빨아들이는 것을 '간접흡연'이라고 한다.

이 간접흡연에 노출되면 암이나 뇌졸중, 심근경색, 호흡기 질환 등의 여러 가지 질병의 위험이 높아지고 더 나아가서 임신부나 어린 아이에게도 나쁜 영향을 끼친다는 것이 판명되고 있다.

담배병

생활 습관병

담배(흡연)와 관계가 있는 병이라고 하면 폐암이 가장 잘 알려져 있다. 그러나 그것은 빙산의 일각에 지나지 않는다.

폐암 외에 흡연으로 발병하는 확률이 높아지거나 발병 뒤에 중증이 되기 쉬운 질병으로 만성폐쇄성폐질환(COPD), 심근경색, 뇌경색, 뇌출혈, 후두암, 구강암, 방광암, 식도암, 위암, 췌장암 따위가 있고 이 밖에도 관련성이 있는 병은 이루 말할 수 없을 만큼 많은데 최근에는 이들 병을 묶어서 '담배병'이라고 부르고 있다.

제6부
흡연과 암

암을 예방하기 위해서는 담배를 피우지 않는 것이 가장 효과적이다.

통계에 의하면 암에 걸린 사람 가운데에서 남성의 경우 30%, 여성의 경우 5%가 담배가 그 원인이라고 한다. 또 암에 의한 사망 가운데 남성은 34%, 여성의 경우 6%는 담배가 원인이라고 알려지고 있다.

현재 피우고 있는 사람도 담배를 끊음으로써 암의 발생 확률을 감소시킬 수가 있다.

담배는 어떻게 암을 일으키는가?

유해물질은 폐에 이르러 전신에 퍼진다

담배 연기 안에는 담배 자체에 포함된 물질과 그것들의 불완전연소로 생기는 화합물이 포함되어 있다.

그 종류는 모두 합해서 약 5,300종이라고 보고되어 있다. 그 중에는 발암물질이 약 70종이나 포함되어 있다.

이들 유해물질은 담배를 피우면 신속하게 폐에 이르러 혈액을 통해 전신의 장기로 운반된다.

DNA에 손상을 주는 등 암의 발생 원리의 여러 단계로 스며들어 암의 원인이 된다.

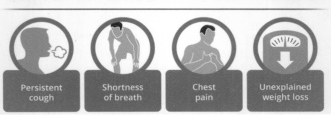

폐암의 증상(지속되는 기침, 호흡곤란, 가슴통증, 이유를 알 수 없는 몸무게 감소)

폐암

최대 위험인자는 흡연

폐암의 증상

폐암에 특유한 증상은 없다. 단, 기침이나 가래, 발열 등 감기와 비슷한 증상을 볼 수가 있다.

그러나 감기와는 달리 폐암에 의한 기침이나 가래는 좀처럼 개선되지 않는 것이 특징이다.

기침이 나거나 가래가 오래 계속되거나 가래에 피가 섞여 나왔을 때에는 폐암의 가능성도 생각해 병원 진찰을 받아야 한다.

폐암이 커지거나 주위의 조직에 퍼지거나 다른 장기에 전이되거나 하면 그 부위에 특유한 증상이 나타난다.

이를테면, 기관지 입구에 가까운 부분에서 폐암이 커지면 기관지가 좁아져서 숨을 내쉬기가 어려워지기 때문에 천명(喘鳴 : 호흡할 때 목에서 가르랑거리는 소리)이 일어난다.

성대에 관계되는 신경에 퍼지면 목소리가 쉬는 증상도 나타난다.

상대정맥(上大靜脈) 근처에 있는 림프샘이나 상대정맥 그 자체에 암이 퍼지면 상반신의 혈액이 심장으로 되돌아가기가 어려워지기 때문에 상반신이 붓거나 숨이 차고 현기증이나 두통, 졸음 등의 증상이 나타난다.

폐의 상단에서 팔의 신경으로 퍼지면 팔이 아프거나 저림, 마비, 근력저하 등의 증상이 나타난다.

목의 교감신경으로 퍼지면 눈꺼풀이 처지거나 눈동자 축소, 눈이 움푹 들어가거나 땀이 나는 등의 증상이 나타난다.

심장을 감싸고 있는 막이나 폐를 감싸고 있는 막에 퍼지면 가슴통증이나 부정맥, 호흡곤란이 일어난다.

뼈에 전이되면 동통(疼痛)이나 병적인 골절이 일어난다.

뇌에 전이되면 뇌가 붓기 때문에 두통이나 구역질이 일어난다.

전이 부위가 중추에 이르면 수족 마비, 소뇌의 경우에는 어지러움이 일어나고 부위에 따라서는 언어장애나 의식장애가 일어나는 일이 있다.

흡연자의 폐암 위험도는 비흡연자의 4.5배에 이르는 것으로 알려져 있다.

폐암에 걸리면

폐암이 무서운 것은 수술을 받을 수가 없다는 점이다.

환자가 흡연자라면 적어도 한 달은 담배를 끊어야 수술을 받을 수가 있다.

흡연자의 수술은 곤란하고, 수술 뒤의 경과(經過) 또한 좋지 않기 때문이다.

대부분의 병원에서는 담배를 끊을 수 없는 사람의 수술은 거절하고 다른 치료도 하지 않는다.

따라서 흡연한 폐암 환자는 치료의 선택지가 적다.

비흡연자 치료의 선택지가 다섯이라고 하면 흡연자가 선택할 수 있는 것은 그 중의 반 이하이다.

화제의 특효약도 흡연자에게는 사용할 수 없는 경우가 많고 수술을 한다고 해도 흡연자의 경우 환자의 몸을 크게 절개해서 처치해야 하는 경우가 있어서 비흡연자보다도 상처가 커질 가능성이 있다.

이를테면 현재 '분자표적약(分子標的藥)'이라고 하는 획기적인 암의 치료약이 있다.

종래의 항암제는 암세포도 건강한 세포도 구별 없이 죽였지만 분자표적약은 암세포를 표적으로 작용하므로 보통의 항암제에 비해 부작용이 비교적 적고 극적인 효과를 기대할 수가 있다.

그러나 남성 흡연자의 경우 이 치료약을 사용할 수 있는 가능성은 분명히 낮고 비록 사용할 수 있다고 해도 중대한 부작용이 생기는 일이 많다.

비흡연자가 받을 수 있는 치료를, 담배를 피우고 있다는 이유로 받을 수가 없는 것이다.

이것이 싫다면 지금 당장 담배를 끊어야 한다.

암을 일으키는 것은 타르만이 아니다

타르 못지않은 니코틴의 작용

담배의 해라고 하면 많은 사람들이 연기와 타르에만 주목하게 된다.

그래서 연기와 타르가 적은 담배가 인기가 있다.

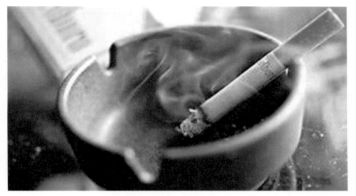

암을 일으키는 것은 타르만이 아니다.

그러나 담배의 폐해는 타르만이 아니다.

확실히 타르는 발암물질을 많이 포함하고 주로 폐나 인두(咽頭)를 목표로 삼는다.

그런데 니코틴과 일산화탄소는 온몸에 피해를 미친다. 특히 혈관에 끼치는 폐해는 심하다.

니코틴에는 여러 가지 독성이 있지만 혈관에 한정해서 말하자면 '혈관수축 작용'이 있어서 그것 때문에 혈압이 올라간다.

체내에 흡수된 니코틴이 부신(副腎)을 자극해서 아드레날린, 노르아드레날린, 코르티졸 등의 호르몬이 분비되는데 이들 호르몬이 혈관을 수축시키는 작용을 하는 것이다.

니코틴은 교감신경을 활발하게 하는데 이에 의해서도 혈압은 올라간다. 니코틴은 고혈압의 원인이 될 뿐만 아니라 혈관에 상처를 줌으로써 동맥경화를 일으킨다.

담배를 피울 때마다 혈압이 10~20mmHg나 상승하므로 하루에도 몇 번이고 혈관에 불필요한 부하가 걸린다.

담배를 피우는 본인은 편안하다고 생각하고 있지만 혈압이 올라간다는 것을 의식하지 않는다.

자각을 하지 못하는 고혈압 상태가 담배를 피울 때마다 되풀이된다.

담배가 혈관을 노화시키는 원리

활성산소가 주범

'활성산소'가 주범이다.

담배의 연기에는 활성산소를 발생시키는 성분이 포함되어 있기 때문에 담배를 피우면 혈액 속에 활성산소가 많이 발생한다.

이것이 혈관을 노화시키고 혈전을 만들어내는 원인이 된다.

니코틴과 콜레스테롤

나쁜 콜레스테롤의 영향

니코틴은 좋은 콜레스테롤을 감소시키고 나쁜 콜레스테롤

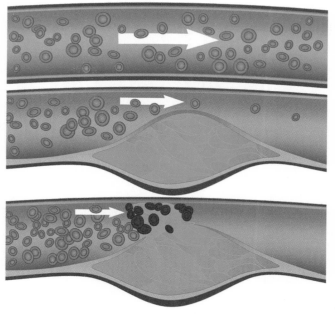

혈관에 낀 콜레스테롤

을 증가시킨다.

알려진 바와 같이 나쁜 콜레스테롤은 혈관 내에 들러붙어서 동맥경화를 일으키므로 이것도 또한 혈관에 상처를 주는 원인이 된다.

담배의 여러 가지 작용으로 정상적인 혈류가 어지러워지게 되면 교감신경이 활발해져서 몸을 정상 상태로 되돌리려고 한다.

그때 혈압이 올라가므로 약해진 혈관에 강한 압력이 가해져서 혈관은 계속해서 망가진다.

담배가 무서운 것은 폐암 때문이라고 생각하고 있는 사람은 인식을 바꾸어야 한다.

혈관 장애에서 무서운 것은 혈관이 완전히 막히거나 찢어지는 경우인데 이 경우 상당한 확률로서 생명의 위협을 받는다.

심근경색과 뇌경색

혈류의 정지

혈관이 막히는 증상으로는 심근경색이나 뇌경색이 있다.

동맥경화를 일으켜서 유연함이 상실된 혈관에 콜레스테롤 등이 들러붙어서 통로가 좁아지는 데다 혈전(핏덩이)이 좁아진 통로를 가로막아 혈류가 멈춰 일어난다.

장소가 심장이나 뇌이므로 바로 치료하지 않으면 생명을 잃게 된다.

알려지지 않은 무서운 COPD

COPD=만성폐쇄성폐질환

이 병은 그다지 잘 알려지지 않은 병이다.

이 병은 간단히 말하자면 '폐가 넝마처럼 되어 팽창하는 병'

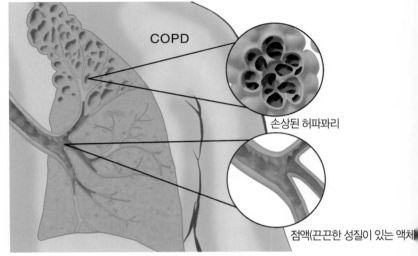

COPD

손상된 허파꽈리

점액(끈끈한 성질이 있는 액체)

COPD에 걸린 폐는 공기의 교환이 잘 되지 않는다.

이다.

담배의 열이나 연기, 타르, 일산화탄소에 의해 폐가 낡은 스폰지처럼 되어 버린다.

그렇게 되면 흡입한 공기가 폐에 괴어 나올 수가 없게 된다.

괸 공기를 내보낼 수 없기 때문에 새로운 공기를 흡입할 수가 없다.

매우 괴롭고 힘이 드는 병이다.

젊고 담배를 피우지 않는 사람은 대개 흡입한 공기의 95%

를 폐에서 배출할 수가 있다.

그러나 80세가 넘도록 담배를 피우고 있는 사람은 반만 배출할 수 있다.

60세쯤이 되면 '어쩐지 계단 오를 때 숨이 차다. 나이 탓인가?' 하는 증상이 나타난다.

이것은 나이 탓이 아니라 공기를 배출할 수 없기 때문에 공기의 교환이 잘 되지 않기 때문이다

COPD를 잘 모르는 사람은 나이 탓으로 생각하는데 이것은 담배를 피워서 생긴 병이다.

담배로는 폐암이 되지 않을 수 있지만 이 COPD에는 모든 흡연자가 예외 없이 걸린다.

COPD가 무서운 것은 좀처럼 죽을 수가 없다는 점이다.

마치 목을 약한 힘으로 쥔 상태로 5년이고 10년이고 살아가야 한다.

마음대로 호흡을 할 수가 없어서 산소호흡만을 해야 한다.

그러는 동안에 흡인성폐렴(吸引性肺炎)을 되풀이해 몇 번이고 구급차로 병원에 실려오고 마지막에는 몸이 말라 죽게 된다.

COPD는 이토록 무서운 병인데 왜 알려져 있지 않은가.

대부분의 환자가 나이 탓이라고 생각해서 병원에 가지 않기 때문이다.

후두암

후두암 환자의 90% 이상이 흡연자들이다.

후두는 '갑상연골'로 둘러싸인 상자와 같은 부분이다.

내면은 점막으로 덮여 있는데 여기에 발생한 암을 후두암이라고 한다.

후두에는 좌우 한 쌍의 성대가 있고 이것을 진동시킴으로써 소리가 난다.

또 음식을 삼킬 때에는 후두개(喉頭蓋)라고 하는 뚜껑이 후두나 성대를 막아서 음식이 기도(氣道)로 잘못 들어가는 것을 막는다.

후두에는 기도로서의 작용도 있다.

후두암이 진행하면 후두의 기능이 손상된다.

후두암의 발생은 여성보다도 남성에게 흔하고 50대에서 60대까지 빠르게 증가한다.

이것은 흡연에 의해서 위험도가 높아진다는 것이 알려져 있고 환자의 90% 이상이 흡연자들이다.

증상

성대에 발생하는 성문암(聲門癌)의 경우 거의 대부분이 쉰 목소리라고 알려진 다음과 같은 증상을 볼 수가 있다.

▶음조가 낮은 거친 목소리
▶잡음이 섞인 목소리
▶딱딱한 목소리
▶숨결이 새는 듯한 목소리

성문암의 경우 암이 진행하면 쉰 목소리는 더욱 심해지고 성문이 좁아져서 숨이 가쁜 호흡곤란증이 나타난다.

가래에 피가 섞이거나, 쉰 목소리가 1개월 이상이나 계속될 때에는 후두암을 의심해야 한다.

마음에 거슬리는 증상이 계속될 경우에는 전문의의 진단이 필요하다. 이것은 조기발견, 조기치료에도 연관이 된다.

성대에 이상이 없으면 좌우에 한 쌍이 있는 성대는 서로 가까이에서 움직이도록 되어 있고 그 좁은 틈을 공기가 지나갈 때 성대가 떨려 소리가 난다.

소리가 나기 위해서는 성대가 매끄럽게 움직여 공기가 지나

갈 때 잘게 떨려야 한다.

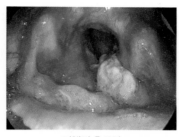

진행된 후두암

그런데 성대 주위에 그어떤 이상이 일어나 성대의 움직임이 나빠지거나 떨리지 못하면 쉰 목소리로 변한다.

쉰 목소리가 되는 원인은 여러 가지가 있는데 후두암의 경우는 성대 주위에 암세포가 생김으로써 성대의 움직임이 나빠져서 소리가 잘 나오지 않게 된다.

또 암이 진행되어 암세포가 커지면 후두 전체가 좁아지기 때문에 호흡곤란 증상을 볼 수가 있다.

후두암 전체로 보면 낫는 비율은 약 80%이다.

조기에 발견해 조기에 치료를 시작하면 성문의 기능을 어느 정도 유지할 수 있기 때문에 음성을 그대로 보존한 채 치료하는 것도 가능하다.

후두암의 주요 위험 인자는 담배와 술

담배와 술을 계속적으로 섭취함으로써 후두는 늘 자극을 받게 되고, 이것이 계기가 되어 암이 생긴다.

후두암 환자의 90%는 흡연자들이다. 즉, 단주(斷酒)와 단연

(斷煙)은 후두암 예방에 큰 역할을 하고 있는 것이다.

최근에는 남성뿐 아니라 여성 흡연자가 늘어나 여성 후두 암의 위험성도 커지고 있다.

그 밖에도 목소리를 혹사하는 직업이나 석면을 다루는 직 업도 후두암이 발생하는 위험인자가 되므로 이와 같은 직업 을 가진 사람은 목소리나 목의 변화에 주의가 필요하다.

검사와 진단

후두암은 시진(視診)과 병변(病變)의 일부를 채취해서 조직 을 현미경으로 조사하는 병리검사로 진단된다.

암의 전이 정도를 확인하기 위해서는 CT나 MRI 등의 화상 검사도 필요하다.

시진은 후두경이라고 하는 작은 거울이 달린 막대를 입 안 에 넣어 후두 속에 암이 있는가의 여부를 관찰하는 것이다.

후두 반사가 심한 사람의 경우, 목 안쪽까지 관찰할 때에는 후두 파이버스코프(끝에 전구와 카메라 렌즈가 달린 내시경)를 코를 통해서 넣고, 모니터를 통해 후두 내부를 직접 관찰한다. 아프지는 않다.

일반적으로 인두나 후두를 국소 마취제로 마취해서 인두 반사가 일어나지 않도록 해 굵은 파이버스코프로 세밀하게 관찰한 뒤에 병변의 일부를 채취, 현미경으로 암 여부를 확정, 진단하다.

또 초음파 검사가 있는데 이것은 몸 표면에서 관찰하는 것이다. 목(경부)에 실시하며 목의 림프샘에 전이되었는지 여부를 검사한다.

암이 어느 정도 퍼져 있는가를 조사하기 위해 CT에서는 X선을, MRI에서는 자기(磁氣)를 사용해서 단층촬영을 한다.

CT의 조형제를 사용하는 경우 거부반응을 나타내는 일이 있다. 요드 거부반응 등의 경험이 있는 사람은 의사에 알릴 필요가 있다.

생존율

후두암의 5년 생존율은 1기에서 90% 이상, 2기에서 80% 이상, 3기에서도 80% 가까이 되지만 4기가 되면 50% 이하가 된다.

전체적으로 보면 1기에서 3기까지의 5년 생존율은 비교적 높지만 4기가 되면 갑자기 낮아지는 특징이 있다.

그러므로 조기단계에서 적절한 치료를 받으면 생존율의 평균치도 올라가게 된다.

재발

재발이란, 암에 대한 치료효과로 일단은 치료가 잘 된 것처럼 보여도 수술에서 제거할 수가 없었던 작은 암이나, 항암치료나 방사선치료로 일단은 축소된 것처럼 보인 암이 다시 나타나거나 커지는 것을 말한다.

후두암은 최초의 치료 뒤 1~2년 동안에 재발하는 경우가 흔한 것으로 알려져 있다.

후두암의 재발은 후두 안에서 일어나는 경우와 전이되어 다른 부위에서 발생하는 일이 있다.

예컨대 방사선치료를 한 뒤에 후두 안에서 재발했을 경우 같은 부위에 방사선치료를 할 수가 없기 때문에 수술요법에 의한 치료가 많다.

수술요법 뒤에 재발했을 경우에는 재수술이나 방사선치료 등이 선택된다(과거에 방사선치료를 하지 않았을 경우).

그러나 재발이라고 해도 환자에 따라 상태가 달라지므로 종합적으로 판단해 재발 뒤의 치료방법을 정해야 한다.

전이

전이란 림프액이나 혈액으로 들어간 암세포가 다른 장기로 이동해서 증식하는 것을 말한다.

후두암이 림프샘으로 전이되었을 경우, 방사선치료를 하는 경우가 있다.

치료 방법은 재발의 경우와 마찬가지로 환자의 상태나 과거의 치료경력 등을 바탕해 종합적으로 판단하게 된다.

인두암

집에서도 인두암을 점검할 수가 있다

인두란 코 안쪽에서 식도 입구까지를 말한다. 이것은 세 부분으로 나뉘어 위에서부터 '상인두', '중인두', '하인두'로 이어진다.

암이 인두 어느 부분에 생기는가에 따라서 증상이 달라지는데 인두암이 의심되는 증상은 다음과 같다.

▶한쪽 귀가 막힌 느낌이나 난청이 이어져 회복되지 않는다.
▶목의 일정 장소에 이물감이나 위화감이 있어 고쳐지지 않는다.
▶음식물을 삼킬 때 늘 같은 곳이 아프다.
▶음식물을 삼키기 어렵다.
▶한 쪽 편도샘만이 붓는다 (아프지 않은 경우도 있다).
▶목소리가 쉬어 낫지 않는다.
▶목에 덩어리가 생겨 커진다.

이들 가운데 하나라도 해당 사항이 있으면 이비인후과에서

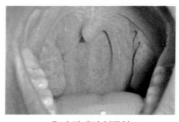
초기 단계의 인두암

진찰을 받도록 한다.

특히 골초나 술고래는 하인두암의 발병 위험도가 높으므로 특히 진찰이 필요하다.

검사 방법

입을 벌리고 보면 편도샘이나 목젖을 볼 수가 있다. 그래서 가정에서도 인두암을 점검할 수가 있다.

그러나 점검할 수 있는 것은 중인두의 일부뿐이다.

인두 전체를 세밀하게 관찰하기 위해서는 파이버스코프를 이용한 관찰이 필요하다.

스프레이로 마취를 한 뒤에 코를 통해 삽입하기 때문에 삽입에서 비롯되는 이물감도 적고 가늘기 때문에 그다지 아프지도 않다.

목에 암을 의심할 만한 응어리가 있을 경우에는 응어리의 일부를 채취해서 병리 검사를 한다.

목의 전이 여부를 보기 위해 초음파검사를 하거나 암의 크기를 조사하기 위해 MRI검사를 하거나 폐 등에 전이가 없는지 CT검사를 하기도 한다.

후두암이 있는 사람은 식도에도 암이 발생하기 쉬우므로 위내시경 검사를 하는 편이 좋을 것이다.

식도암

발생의 위험인자는 흡연과 음주

식도는 목과 위를 잇는 길이 약 25cm, 두께 약 4mm의 관 모양으로 생긴 장기로 음식물이 지나가기 좋도록 안쪽이 점액을 분비하는 점막으로 덮여 있다.

식도암은 이 점막의 곁에 있는 상피에서 발생한다.

식도암에 걸리는 비율이나 이에 의한 사망률은 40대 후반 이후에 높아지는 경향이 있다.

여성보다는 남성에게 많다.

발생의 위험인자로는 흡연이나 대량의 음주라고 알려져 있다.

특히 편평상피암의 경우 흡연과 음주가 상승작용을 해 위험도가 높아진다는 것이 지적되고 있으며, 뜨거운 음식물이 위험도를 높인다는 연구결과도 보고되고 있다.

우리나라 식도암 환자들 가운데 약 절반은 가슴의 식도 한 가운데 근처에서 발생하고, 4분의 1은 식도의 아래에서 발생하고 있다.

점막 상피에서 발생한 암은 커짐에 따라 식도 외막(外膜)을 향해 퍼져 간다.

식도 주위에는 기관, 기관지나 폐, 대동맥, 심장 등의 중요한 장기가 가까이 있기 때문에 암이 커짐에 따라 이들 장기로 퍼져간다.

식도암은 초기증상이 없는 경우가 많고 검진 때 발견되는 일이 많다.

증상

아주 초기의 식도암의 경우 암은 점막 내에 머물러 있어 눈에 띄는 자각증상이 없는 경우가 많은 것이 특징이다.

그렇기 때문에 초기증상이라고 할 수 있는 증상은 거의 없고 조기 식도암의 약 20%는 건강검진을 통해서 발견되는 일이 많다.

암이 진행됨에 따라 여러 증상이 나타난다.

식도에 따끔따끔한 느낌
음식물을 삼켰을 때 식도나 가슴에 따끔따끔한 느낌이 든다. 뜨거운 것을 삼킨 것과 같은 느낌이 있는 증상이다.

이 증상은 식도암의 초기증상으로서는 비교적 흔히 볼 수 있지만 암이 진행되면 자각증상으로는 여길 수 없게 되므로

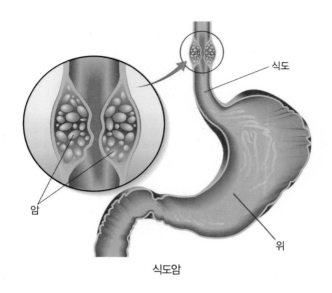

식도

암

위

식도암

주의가 필요하다.

음식물이 걸리는 것 같은 느낌

암이 커지면 식도의 내강(內腔)이 좁아지기 때문에 음식물을 삼켰을 때, 특히 딱딱한 것을 삼켰을 때, 가슴 근처가 걸리는 것 같은 느낌이 든다.

초기증상으로는 단단한 것을 먹었을 때 볼 수 있고 부드러운 것은 그대로 삼킬 수가 있는데, 증상이 진행되면 물이나 자신의 침도 걸리게 된다.

체중 감소

음식물이 걸리게 되면 식사 섭취량이 줄어들어 영양을 흡수할 수가 없어 체중이 줄어든다. 3개월에 5~6kg의 체중 감소가 있을 때는 주의가 필요하다.

흉부통, 등배통

암이 진행해 폐나 등골, 동맥을 압박하면 가슴 안쪽이나 등에 아픔을 느끼게 된다. 말기 증상으로 흔히 나타나는 증상이다.

기침, 가래

암이 진행되어 기관, 기관지, 폐까지 침투하면 기침이나 피가 섞인 가래를 볼 수가 있게 된다. 말기증상으로 흔히 나타나는 증상이다.

쉰 목소리

소리를 조정하고 있는 반회신경(盤回神經)이 식도 옆에 있기 때문에 암이 진행되면 감기에 걸린 것처럼 목이 쉰다.

원인

식도암은 고령자의 남성에게 비교적 흔한 것으로 여겨지고 있는데, 선암(腺癌)과 편평상피암의 두 가지로 분류된다.

선암의 경우는 위식도 역류증이나 되풀이되는 역류 증상, 이에 따르는 바렛 식도의 변화가(식도 하부의 안쪽에 있는 세포가 변화하거나 식도암을 발생시킬 수 있는 이상세포로 대체되어 있는 상태) 원인이다.

또 비만이나 흡연, 서구식 식사, 또는 가족 가운데 식도암에 걸린 사람이 있는 경우 등이 선암의 원인이 된다.

한편 편평상피암은 음주와 흡연이 최대의 원인으로 여겨지고 있다.

술을 마시면 이내 얼굴이 빨개지는 체질의 사람은 식도암에 걸릴 확률이 높아진다는 것이 밝혀지고 있다.

또 뜨거운 음식, 매운 음식, 찬 음식 등 자극이 강한 것, 고기나 생선의 탄 부분의 섭취 등도 원인이 되는 것으로 여겨지고 있다.

생존율과 예후

암이 점막에서 머물러 있는 경우 수술로 절제할 수 있으면 생존율은 100%라고 한다. 그러나 진행이 되면 수술로 눈에 보이는 암을 절제했다고 해도 5년 생존율은 54%가 된다.

식도암은 식사의 섭취량이 안정되기까지는 1개월에 1회 진찰이 필요하고 안정되면 6개월에 1회 진찰이 필요하다.

또 수술 뒤에 식사 섭취량을 늘려나가는 것이 과제가 되며 많은 사람들이 건강했을 때의 70% 전후의 식사를 섭취할 수가 있게 되는 것으로 알려져 있다.

재발과 전이

식도암이 진행하면 림프샘과 폐, 간장 등의 장기나 뼈로 전이될 수가 있다.

재발은 거의가 2년 이내에 일어나는 것으로 여겨지고 있다.

방광암

발생의 위험인자는 흡연

방광은 골반 속에 있는 장기로 신장에서 만들어져 신우(腎盂)에서 요관을 통해 운반된 오줌을 일시적으로 담아두는 역할을 한다.

안쪽은 이행상피(移行上皮)라고 하는 세포로 덮여 있는데, 이것은 기능에 따라 늘어나기도 하고 오므라들기도 하며 모양이 변하는 점막이다.

방광암의 대부분은 이 이행상피의 세포가 암으로 변화한 것이다.

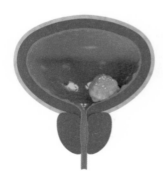

또 신우, 요관이나 방광 등 오줌이 지나가는 길에 암이 생기는 것을 요로상피암이라고 하는데 요로상피암 중에는 방광암이 약 절반을 차지하고 있다.

방광암에 걸리는 비율은 60세 이상에서 늘어나는 경향이 있다.

방광암

남성에게 많고 발생의 위험인자로는 흡연이 지목되고 있다.

증상

주요 증상으로는 혈뇨(빨간 오줌이나 갈색 오줌)인데 크게 두 가지로 구분된다.

육안적 혈뇨

육안적 혈뇨는 눈으로 보고 인식할 수 있는 오줌이다. 육안적 혈뇨는 가장 빈도가 높은 방광암 증상으로 일반적으로 아픔이 따르지 않는다.

그러나 혈뇨가 있다고 해서 방광암을 비롯한 요로계의 암이라고는 말할 수가 없다.

며칠이 지나면 혈뇨가 멎는 등 일과성의 경우도 있지만 그러한 경우에도 주기적 진찰이 필요하다.

방광자극 증상

빈뇨나 오줌의 절박감, 배뇨시 통증이나 하복부 아픔 등의 방광자극 증상이 나타나는 경우도 있다.

이들 증상은 방광염과 매우 비슷하지만 항생제를 복용해도 좀처럼 낫지 않는 것이 특징이다.

등배통

드물지만 방광암이 퍼져서 요관구를 막거나 하면 오줌의 흐름이 방해되어 요관이나 신우가 확장되기도 한다.

이것을 수신증(水腎症)이라고 하는데, 수신증이 되면 등에 둔통을 느낄 때가 있다.

그러나 요로결석에서도 이와 같은 증상을 보이는 경우가 있다.

원인

현재 확인되어 있는 최대 원인은 흡연이다.

남성의 50% 이상, 여성의 30% 이상은 흡연으로 방광암이 발생하는 것으로 여겨지고 있다.

제7부

여성과 흡연

여고생, 10대 임신부, 불임증으로 고민하는 여성, 뇌경색(뇌의 혈관이 막혀서 일어나는 병)의 후유증을 앓는 초로의 여성, 난치성의 거친 피부로 고민하는 여성, 교제 상대가 흡연을 하지 않는 여성, 손자가 태어난 여성, 폐기종(폐가 부푼 상태에서 수축이 잘 안 되는 병)을 앓는 여성.

담배를 그만둘 이유가 충분히 있어도 흡연을 그만둘 수 없는 여성이 많다.

남성은 50이 넘어도 담배를 끊는 사람이 많은데 여성의 흡연율은 증가일로에 있다.

여성은 남성보다도 담배를 끊기가 어렵다

여성은 남성에 비해 의존율이 높다

여성은 남성보다도 담배를 끊기가 어렵다. 이것은 사실이다.

여성은 남성보다도 의존증에 빠지기 쉽기 때문이다. 그리고 일단 의존증이 되면 거기에서 빠져나오기가 어렵다.

본디 여성은 남성보다도 성질이 섬세하다.

생활을 꼼꼼하게 구축(構築)해 가는 한편 급격한 변화에는 망설이는 성격이 있다.

이러한 여성다운 성격이 니코틴 의존증이 되기 쉽게 만들고 있는 것이다.

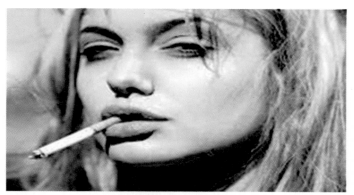
여성은 의존증이 높아 단연하기가 어렵다.

남성의 머리는 대개의 경우 자기가 하는 일이 80%를 차지하고 있다.

아무리 좋아하는 여자가 있어도 아무리 귀여운 아이가 있어도 일단 직장에 있으면 머릿속은 자기가 할 일로 가득 차게 된다.

데이트를 할 때도, 가족과의 단란한 한때도, 머리는 늘 하는 일과 연결이 되어 있다.

따라서 금연을 결심하고 일에 몰두하면 담배를 잊을 수가 있다.

그런데 여자는 이와는 좀 다른 것 같다.

상대방의 존재감이 커지면 커질수록 무엇보다도 상대방 일이 머리에서 떠나지 않게 된다.

담배를 피우는 여자에게 담배도 그 중의 하나이다.

담배가 생활에 깊이 파고들면 담배가 없는 생활에 이루 말할 수 없는 불안을 느끼게 된다.

금연은 바꿀 수 없는 연인과의 이별과 마찬가지가 된다.

금연에는 큰 상실감이 따르게 된다. 그 불안감이 담배끊기를 더욱 어렵게 만든다.

더욱이 여성의 감성은 남성이 상상할 수 없을 만큼 섬세하다.

남성의 머리는 이치적으로 사물을 생각하지만 여성의 말과 행동은 감성에 따라 크게 좌우된다.

여기에도 여성이 금연하기 어려운 이유가 있다.

남성은 담배가 몸에 나쁘다는 것을 이론적으로 이해하면 담배끊기를 결심할 수가 있다.

그런데 여성은 담배가 심신을 새롭게 해주는 상쾌감을 느끼면 그 감각을 결코 잊을 수가 없게 된다.

한 대의 담배가 '담배는 건강에 해롭다'고 하는 이론을 날려

버리는 강한 감성을 여성은 가지고 있는 것이다.

흡연은 내 아이의 생명도 빼앗는다

흡연은 사산의 원인이 된다

담배는 뱃속 아이를 죽이는 위험
도를 높인다.

하루 20개비 이상의 흡연으로 자
연 유산의 위험도는 70%나 높아진
다. '이제 곧 태어난다'는 단계에서
아이가 죽는 위험도도 높아진다.

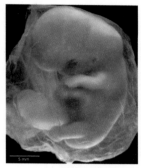

이 경우에는 사산(死産)이 된다.
사산이란 어머니 몸밖에서의 생활
능력을 이미 몸에 지닌 태아가 태
내나 출산 직전에 죽는 것을 말한다.

하루 20개비 이상의 흡연은 유
산의 위험도를 높인다.

흡연을 하면 몸은 산소부족 상태가 된다. 어머니 쪽의 산소
가 부족해지면 아이도 산소가 부족해진다. 목숨을 열심히 구
축하고 있는 아이에게 산소부족은 얼마나 괴로운 것인가!

더욱이 니코틴은 혈관을 수축시킨다. 그 영향으로 아이에게
보낼 영양을 가져다줄 태반의 혈류도 나빠져서 아이는 영양
부족에 빠지게 된다.

임신 중의 흡연은 그러한 고통을 아이에게 짊어지게 한다.

그 고통은 때로 아이의 생명을 빼앗을 만큼 가혹한 것이다.

그리고 임신 중에는 금연보조약도 쓸 수가 없다.

아이의 돌연사 위험도가 4.7배나 높아진다

태어난 뒤에도 남는 흡연의 후유증

갖가지 고난을 겪고 아기가 태어나도 임신 중 흡연의 영향은 사라지지 않는다.

양친의 흡연은 유유아(乳幼兒)돌연사 증후군(SIDS)의 발생률을 약 4.7배나 높인다는 보고가 있다.

유유아돌연사 증후군은 기운차게 태어나야 할 아기가 자면서 그대로 죽는 병으로 생후 2~6개월에 가장 많이 일어난다.

어머니가 임신 중에 담배를 피우면 아이의 뇌에 이르러야 할 산소의 양이 줄어들어 뇌의 호흡중추가 저산소증에 빠지게 된다.

그 때문인지 태어난 뒤 수면 중에 무호흡이 되어도 고통스러워 잠이 깨는 일이 없이 그대로 자는 듯이 가 버리는 경우도 있다고 한다.

유유아돌연사 증후군을 막기 위해서는 모유 육아가 좋다고 한다.

그러나 모유는 혈액으로 되어 있다. 흡연하는 어머니의 모유에는 니코틴이 포함되어 있다. 아이는 니코틴 내성이 약하므로 이내 니코틴 중독이 된다.

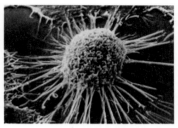

흡연으로 생기는 암세포

흡연을 하는 어머니의 아이는 1회의 수면시간이 짧아서 밤에 우는 경우가 드물지 않다. 그것은 아이가 이미 니코틴 중독이 된 상태에서 니코틴이 끊어지기 때문에 우는 것이다.

아이에게 니코틴 중독이라고 하는 시련을 부모가 주는 것이다.

부모의 흡연은 아이에 대한 학대

어머니가 니코틴 중독이 되면 아이도 니코틴 중독이 된다

날마다 열심히 육아에 힘쓰고 있는 어머니가 '학대'라는 말을 들으면 그토록 억울한 일은 없을 것이다.

그러나 흡연에 한해서는 슬픈 일이지만 '학대'에 못지않는 사태가 일어난다. 특히 어린아이와의 접촉이 많은 어머니가 주는 영향은 크다.

어린이 앞에서 피우고 있지 않아도, 환풍기 아래에서 피워도, 베란다에서 피워도 담배 한 대를 피우면 그 유해물질은

가스 모양의 연기로 방에 차고 어머니의 숨결에서도 유해물질이 나오게 된다.

아이들이 빨아들이는 것은 어머니가 피우는 연기보다도 유해물질의 농도가 훨씬 진하다. 그것을 날마다, 당신의 생명을 나눈 귀여운 아기가 호흡과 동시에 몸속으로 받아들이고 있는 것이다.

성장단계에 있고 빛나는 미래가 기다리고 있는 아이에게 부모로서 돌이킬 수 없는 장해를 주고 있는 것이다.

흡연은 모든 암을 불러들인다

어느 날 갑자기 단절되는 미래

'30년 뒤에는 암에 걸린다'는 말을 들어도 그 30년은 까마득한 미래의 일이고, 병에 걸리기 전에는 병 이야기를 들어도 실감이 나지 않을 것이다.

한창 일할 나이에 회사에서 중요한 자리에 앉아 있는 여성도 있을 것이다. 육아가 일단락되고 이제부터는 내 인생을 즐겨야지 하는 여성도 있을 것이다. 손자를 본 여성도 있을지도 모른다.

30년 뒤의 빛나는 미래는 하루하루 소중하게 쌓아올려감으로써 이룩된다. 그런데 날마다 담배에 불을 붙임으로써 어느 날 갑자기 그 미래는 단절되고 만다.

여성들도 암에서 자유로울 수는 없다. 우리에게 가장 무서운 것의 하나가 암이다. 암의 예방이 강조되고 있는 오늘날 흡연은 암을 자초하는 행위이다.

담배를 끊을 때 암의 위험도는 줄어든다. 아직 시간은 있는 것이다.

흡연자는 5배나 빨리 늙는다

간호가 필요 없는 노후의 편안한 생활

'피우는 폼이 멋지다'라고 하는 동경과 호기심으로 시작한 담배. 그러나 멋이라고는 하나도 없고 흡연자로서의 인생을 그대로 보내면 매우 위험한 미래가 기다리고 있다는 것을 알게 된다.

많은 해악을 끼치는 담배는 강력한 노화촉진체일 뿐이다. 피부와 치아, 머리카락과 내장, 혈관 등, 당신의 모든 것을 노화시킨다.

뇌도 예외는 아니다. 흡연자는 비흡연자에 비해서 인지기능의 저하가 평균 5배 이상이나 빨리 진행되고 있다는 것이 판명되고 있다.

이것은 네덜란드의 에라스무스대학 의료센터가 유럽에서 행한 대규모 조사 결과로 65세 이상을 대상으로 삼았다.

나이가 든 흡연자들은 '이제 살날도 얼마 남지 않았고, 또 좋아하니까'라고 말한다. 그러나 앞으로 살아가기 위해서는 건강이 선결조건이다.

정신이 흐리거나 간호가 필요한 몸이 되거나 하면 자기가 바라는 노후의 생활은 보낼 수가 없다.

단연은 언제 시작해도 늦지 않다. 그때부터 암에 걸릴 위험성은 줄어든다.

순한 담배일수록 건강에 해롭다

순한 담배의 비밀은 필터에 난 구멍

"타르가 적은 담배를 피우고 있으니까 안심이다"라고 말한다.

그러나 담뱃잎은 모두 같다. 타르가 높든 낮든 담뱃잎에는 변함이 없다.

그렇다면 타르의 정도는 어떻게 결정되는가?

그 답은 '필터의 구멍'이다. 현미경으로 보지 않으면 알 수 없을 만큼 작은 구멍이 필터 둘레에 나 있다.

담배를 피우면 이 구멍으로 공기가 섞인다. 연기의 농도가 엷어져서 타르나 니코틴의 흡수율이 줄어드는 구조이다.

평소에 피우고 있는 담배보다 순한 담배로 바꾸면 연기의 흡입이 나빠지는 것을 느낄 수가 있는데 그것은 이 구멍 때문이다.

타르와 니코틴의 측정은 기계에 빨아들이는 구멍을 3mm쯤으로 장치해 여기에 연기를 흡입시켜서 측정하는데, 빨아들이는 양은 35ml, 흡입 간격은 60초, 흡입 시간은 2초로 짧다.

35ml의 연기는 부피로 따지자면 3.3cm³. 조금 큰 주사위 정도이다. 더욱이 연기를 2초밖에 흡입시키지 않는다. 흡연자로서 이렇게 담배를 피우는 사람은 없을 것이다. 측정방법이 너무나 비현실적이다.

다음으로 필터에 뚫린 구멍의 위치이다.

필터에 뚫린 구멍은 순한 담배일수록 그 수가 많고 열(列)도 많다. 그러나 이 구멍들은 입술이나 손가락으로 막히기 쉬운 위치에 나 있다. 구멍의 역할을 제대로 하지 못한다.

그 다음으로, 담배는 첨가물 덩어리이다. 그런데 그 덩어리 이상의 첨가물이 순한 담배에 첨가되는 것으로 알려져 있다.

담배에는 향료를 포함해 결합제나 보존재료 수백 종의 첨가물이 첨가된다. 그 이유는 담배의 맛과 향기를 좋게 하기 위해서이다.

담뱃잎만을 태우면 그 냄새는 도저히 피울 수 있을 정도의 것이 아니다. 그래서 향료 등을 첨가해서 피우기 좋게 조작하

고 있는 것이다. 그러나 이 향료는 '기업비밀'에 속해 발표되지
않고 있다.

이상의 세 가지 점을 종합해 보면 순한 담배란 속임수에 지
나지 않는다는 것을 알 수가 있다.

니코틴 중독이 되면 흡연자는 혈중의 니코틴 농도를 일정
하게 유지하기 위해서 무의식적으로 빨아들이는 방법을 바꾸
게 된다.

담배를 피워서 만족감을 얻을 수 없으면 만족할 수 있을 때
까지 길고 깊이 빨아들여 폐에서 축적하는 방식이 된다.

이렇게 되면 니코틴 의존도가 더욱더 높아진다. 피우는 횟
수가 늘어나고 개비 수도 늘어난다.

순한 담배를 피우고 있던 사람은 날숨 검사를 하면 일산
화탄소의 수치가 높게 나오는 경우가 있는데, 흡연자는 그 수
치를 보고 '순한 담배를 피우고 있었는데' 하고 깜짝 놀라게
된다.

제8부
담배끊기 테크닉

이제 당신의 마음은 담배를 끊을 결심이 섰을 것이다. 바꿀 수 없는 당신의 인생과 가족을 위해 담배를 피우지 않겠다는 결심이 섰을 것이다.

　　그러나 이렇게 생각은 했어도 '정말로 끊을 수 있을까?' 하는 불안은 아직도 남아 있을 것이다.

담배를 끊는 자신을 자랑으로 여긴다

　　　　　　　　　담배의 지배를 받느냐 담배를 지배하느냐

　　이제까지 당신은 정신의 안정을 담배에 의존해 왔다.

　　그러나 이제 당신은 담배와 작별해야 한다.

　　그렇지 않으면 당신은 당신의 삶과 작별해야 하기 때문이다.

　　전에도 말한 것처럼 금연으로는 담배를 끊을 수가 없다. 여기에는 '참을 인(忍)'자가 따라야 하기 때문이다.

　　어떠한 행동이 타율적이고 인내가 따라야 한다면 오래 가지 못한다. 금연이 작심삼일이 되는 이유이다.

　　담배는 끊어야만 한다. 거기에는 담배를 끊는 주체인 인간의 의지와 자존심이 따라야 한다.

　　일개 담배에 나라는 사람이 휘둘림을 당해서 되겠느냐는

마음가짐이 필요하다.

담배를 끊으려면 니코틴 중독이라는 자각부터

강력한 금단증상, 그러나 그것을 벗어나야 한다

담배끊기에 돌입하기 전에 우선 두 가지 일을 자각해야 한다.

첫째, '나는 니코틴 중독이다'라는 것을 인정하는 일이다.

'담배 정도는 어느 때라도 그만둘 수 있다'고 해서 계속 피우고 있는 사람도, '그만두고 싶지만 그만둘 수가 없다'고 한탄(?)하고 있는 사람도 모두 니코틴 중독이다.

담배를 날마다 피우고 있는 사람은 물론 모두 예외없이 니코틴 중독이다.

둘째, 니코틴 중독은 죽음으로 이어지는 병이라는 것을 자각하는 일이다.

니코틴 중독은 병이다.

흡연은 기호가 아니라 병이다. 그리고 이 병은 고치기가 곤란한 병이다.

이 병을 고치지 않으면 앞으로 생명을 잃을 위험도가 높은 병을 일으켜 죽음으로 이어진다.

셋째, 금단증상을 자각하는 일이다.

언예인들의 마약이나 각성제의 소지, 사용으로 세상을 떠들썩하게 하는 일이 이따금씩 벌어지곤 한다.

그때 누구나가 생각한다.

'왜 인생을 파괴하는 약물에 손을 댔을까?', '아이가 있고 사회적인 지위도 있는데 왜 그랬을까?'

그들은 약물 중독이지만 흡연자는 니코틴 중독이다.

약물도 담배도, 강력한 상습성이 있어서 중독을 일으킨다.

약물은 인격을 파괴하지만 용량을 지키면 약물 그 자체로 죽음에 이르는 일은 없다.

그러나 담배는 피우는 사람과 주위 사람들의 목숨을 앗아간다.

담배끊기란 당신의 건강과 인생을 지키기 위한 치료이자, 중독증상으로부터 벗어나기 위한 치료이다.

강한 금단증상이 당신을 덮칠 것이다. 그러나 그것을 벗어나면 성공이 당신을 기다리고 있다.

담배로 스트레스를 발산할 수 없다

도파민의 비밀

담배로 스트레스를 발산한다는 생각으로 피우고 있는 사람이 있다.

그러나 담배로 스트레스를 발산할 수는 없다. 오히려 스트레스의 감수성이 강한 스트레스 체질이 되고 만다.

이것은 무슨 말인가?

우선 도파민이라는 물질의 작용에 대해서 알아둘 필요가 있다.

도파민은 간단히 말하자면 쾌감이나 안도감을 얻는, 의욕을 만들거나 느끼거나 하는, 운동조절에 관여하는 기능을 담당하는 뇌 안의 호르몬의 하나이다.

우리의 생활은 스트레스 투성이다.

일도, 가정도, 육아도, 이에 관련되는 인간관계도 모든 일에 스트레스가 따른다.

이것을 잘 극복하고 회피함으로써 생활에 새로운 전개가 생기고 인간적으로도 성장하는 기회를 얻을 수가 있다.

그런데 담배를 피우는 사람은 일상의 스트레스와 니코틴이 끊어져서 생기는 스트레스를 혼동한다.

담배를 피워도 스스로 극복하지 않으면 일상의 스트레스는 사라지지 않는다.

그러나 담배를 피우면 도파민의 분비로 상쾌감을 얻을 수가 있기 때문에 스트레스를 잊은 것 같은 느낌이 생긴다.

그리고 다시 니코틴이 끊어져서 스트레스가 찾아오면 그것을 일상의 스트레스로 잘못 알고 담배를 강하게 요구한다.

담배를 피워서 '스트레스가 발산되었다', '일할 의욕이 생겼다', '맛있다'고 느낀다면 그것이야말로 니코틴에 중독되었다는 증거이다.

니코틴이 끊어지면 기분이 침울해지는 이유

세로토닌의 작용

또 하나 니코틴 중독에 깊이 관여하고 있는 뇌 속의 물질이 있다.

세로토닌이다.

세로토닌의 분비가 늘어나면 사람은 편안해지고 몸이 따뜻해져서 잠이 온다.

반대로 세로토닌의 작용이 약해지면 변비나 과식이 되고

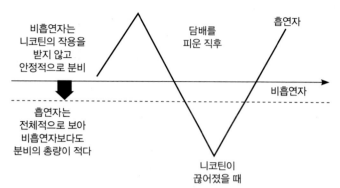

비흡연자는
니코틴의 작용을
받지 않고
안정적으로 분비

담배를
피운 직후

흡연자

비흡연자

흡연자는
전체적으로 보아
비흡연자보다도
분비의 총량이 적다

니코틴이
끊겨졌을 때

뇌가 도파민, 세로토닌을 자력으로 낼 수 있는 과정

몸이 차가워지고 호흡도 약해진다.

잠도 깊은 잠을 이루지 못하고 불면증상을 일으킨다. 더 나아가서는 우울증이 되기도 한다.

니코틴은 이 세로토닌의 작용도 지배한다.

니코틴이 들어가면 뇌 속 세로토닌의 작용은 강화되어 심신은 편안해지고 니코틴이 떨어지면 우울한 상태에 빠진다.

식사 전에 담배를 피우고 싶은 것도 니코틴 탓이다.

니코틴이 세로토닌의 작용을 강화시키면 위장의 소화작용이 좋아진다.

식사 후의 한 대가 맛이 있는 것은 세로토닌에 의해서 만족감이 증가하기 때문이다.

아침의 한 대가 잠을 깨게 하는 것도 마찬가지이다.

니코틴은 활동과 정신의 모든 일을 지배한다.

흡연자로부터 담배를 빼앗으면 불안해지는 것은 평소대로 생활을 하지 못하게 되지 않을까 걱정이 되기 때문이다.

초조한 마음은 니코틴이 빠져나가는 증거

담배끊기 초기의 현상

담배끊기 초기에는 금단증상이 강하게 나타난다.

초조나 우울감이 강해지고 감정도 거칠어지기 쉬워진다.

이로 인해서 담배를 피우고 싶다고 맹렬하게 느끼는 사람이 있는가 하면 어쩐지 흐릿한 머릿 속에서 담배라는 두 글자가 아롱거리는 사람도 있을 것이다.

어째서 이런 생각을 하면서까지 담배를 끊어야 하는가 후회하는 사람도 있을 것이다.

이러한 심정은 니코틴 공급이 중단되면서 생기는 현상들이다.

니코틴 중독으로부터 잘 빠져나오고 있다는 증거이므로 기뻐해야 할 감정이라고 생각하면 좋다.

비흡연자는 니코틴의 영향을 받지 않고 모두 자력으로 도

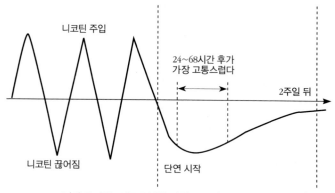

니코틴 주입

24~68시간 후가
가장 고통스럽다

2주일 뒤

니코틴 끊어짐

단연 시작

뇌가 도파민, 세로토닌을 자력으로 낼 수 있는 과정

파민과 세로토닌을 분비한다.

담배에 의존하지 않아도 스스로의 힘으로 스트레스를 해소하고 있는 것이다.

담배를 끊은 동안의 금단증상은 매우 괴로운 것이다.

그러나 도파민과 세로토닌을 스스로 분비할 수 있게 되기 위해서 뇌가 큰 변화를 일으키고 있는 시기라고도 할 수 있다.

이 시기를 지나면 그 뒤에는 담배끊기도 훨씬 쉬워진다.

담배끊기 시작일을 정한다

가장 괴로운 시간대는 24~72시간

이제부터 담배끊기로 돌입하게 된다.

맨 먼저 수첩을 펴고 스케줄을 확인한다.

술을 마시는 모임이나 회식의 기회가 적고 일이 안정되어 있고 근심이나 스트레스가 없는 주간을 택한다.

위의 그림은 도파민과 세로토닌이 분비되는 모양을 그림으로 나타낸 것이다.

담배끊기를 시작하고 24~72시간은 금단증상이 가장 고통스러운 시간대이다. 이때 뇌는 니코틴을 맹렬하게 요구한다. 이 요구에 지지 않으면 제1단계를 무사히 넘기는 것이 된다.

니코틴을 주입하지 않으면 뇌는 차츰 스스로 도파민을 내는 힘을 회복해 간다. 그러기 위해서는 2주일이 걸린다.

이 2주일은 중독에서 벗어나는 데에 가장 괴로운 시기이다.

담배끊기를 시작한 것을 몇 번이고 후회할 것이다.

그러나 그것은 본인의 본심이 아니라 니코틴을 요구하는 뇌가 그렇게 원하는 것이다.

이 기간을 조금이라도 편하게 지내기 위해서는 피해야 할 일이 네 가지가 있다.

술 마시는 모임이나 회식, 스트레스, 술, 커피이다.

처음 2주간 어떻게 넘길 것인가

담배끊기의 성공 여부가 이 시기에 달려 있다

담배끊기에서 가장 괴로운 것은 처음 2주일 동안이다.

금단증상이 가장 강하게 나타나는 것은 24시간 후부터 72시간까지, 즉 2일째와 3일째이다.

1일째는 긴장으로 어떻게든 넘길 수가 있지만 2일째, 3일째가 되면 흡연욕구가 강해진다.

그 뒤 2주일 동안은 피우고 싶다는 생각과 참아야지 하는 갈등 속에서 자신을 다잡을 수 있도록 노력하여야 한다. 이 2주일을 무사히 넘길 수 있으면 담배끊기는 편해진다.

담배끊기 성공의 여부는 이 2주일이 쥐고 있다고 단언할 수 있다.

그래서 최초의 2주일 동안은 될 수 있는 대로 편하게 지내기 위해 회식, 스트레스, 술, 커피는 피한다.

이 네 가지는 흡연의 빌미가 되어, 단연 실패의 원인은 대개이 네 가지로 압축할 수 있다.

스트레스가 심한 생활도 대부분은 미리 예측할 수가 있다.
단연 2주간은 그러한 시간을 피해서 시작하는 것이 중요하다.

담배 없는 생활을 두려워하지 않는다

담배로부터의 해방감을 만끽한다

흡연자들은 담배끊기를 생각할 때 담배 없는 생활은 상상할 수가 없다고 말한다.

어떻게 해서 기분 전환을 하면 좋은가, 허전한 입을 어떻게 달래면 좋은가, 아침의 한 대가 없어도 눈을 뜰 수 있는가, 변비가 되면 어쩌면 좋은가, 식후 한 대의 축복 같은 시간을 맛볼 수 없는가. 생활의 모든 일이 담배와 연관되어 있기 때문에 생활을 어떻게 구성하면 좋을지 혼란스러운 생각이 든다.

그러나 그런 걱정은 하지 않아도 된다.

날마다 하고 있는 일은 같은 것이다.

담배가 없어도 여느 때처럼 생활을 해가면 좋은 것이다.

처음에는 허전하게 느낄지 모른다. 그러나 2주일 뒤에는 담배 없는 생활에 적응할 것이다.

담배끊기에 성공한 사람의 이야기를 들어보면 처음에는 괴로웠어도 지금은 아무런 지장 없이 일상생활을 하고 있다.

많은 사람이 하고 있는 일을 당신이라고 해서 할 수 없는 것은 아닐 것이다.

오히려 담배 없는 생활의 쾌적함에 눈을 돌려야 한다.

담배나 라이터를 가지고 다니지 않아도 되고 재떨이를 찾을 필요도 없다.

외출 중에 담배를 피울 곳을 찾지 않아도, 좁고 냄새나는 흡연실에 들어가는 굴욕감을 더 이상 참지 않아도 된다.

방 안의 벽지가 누렇게 변색되는 것도, 테이블 위에 재가 흩어지는 일도 없다.

지금은 담배 없는 생활을 불안하게 생각하는 것보다도 담배로부터 자유롭게 된 해방감을 만끽할 일이다.

새로 탄생한 자기 자신을 즐겁게 생각할 일이다.

피우고 싶어지면 얼음과 차를

온도의 차이는 뇌에 좋은 자극을 준다

무엇인가에 열중하고 있을 때보다도 한 가지 일을 끝마쳤을 때나 쉬는 시간에 담배를 피우고 싶다는 생각이 문득 떠오를 것이다. 이를테면 일을 하는 틈이나 회의, 전화를 받은 뒤 등이다.

그것은 '담배를 피워주세요'라고 하는 뇌의 강한 외침이다. 여기에서 뇌의 요구에 굴복하면 안 된다.

귀여운 아들일수록 여행을 시키라는 정신으로 뇌의 외침을 무시하고 다음에 할 일에 착수한다.

무엇인가에 열중하면 다음 쉬는 시간까지 담배를 잊을 수가 있다.

또 담배끊기 중에는 입이 심심하다는 것을 강하게 느끼게 된다.

이것은 본능과 같은 것으로 일단 버릇이 되면 좀처럼 고쳐지지 않는다.

이때는 입에 자극을 주어야 한다.

얼음과 차, 찬 물건과 뜨거운 물건을 번갈아 입에 넣는 것도 한 방법이다.

그 온도차는 입이나 뇌에 좋은 자극을 준다.

쉬는 시간에는 얼음과 차를 준비해 얼음을 입에 넣고 잠시 굴린 뒤에 뜨거운 차를 마시면 기분이 가라앉는다.

아침 한 대와 식후 한 대의 유혹

우두커니 있는 시간을 만들지 않는다

담배를 어떤 때에 피우는가? 어떤 때에 맛이 있다고 느끼는가?

그것을 알면 담배를 피우고 싶은 때를 의식적으로 만들지 않을 수가 있는데 이것도 담배끊기 작전의 하나이다.

흡연습관으로 흔한 경우는 잠을 깼을 때의 한 대와 식후의 한 대이다.

아침에 일어나서 담배를 피우고 싶으면 그대로 냉장고까지 달려가서 찬물을 한 컵 마신다.

이것으로 뇌가 눈을 뜨게 되고 그와 동시에 변비해소에도 좋다.

식후의 한 대가 피우고 싶으면 바로 단 것을 조금 입에 넣는다. 당분이 뇌에 작용해 식후의 만족감을 높여준다.

여성의 경우 집안 일을 보는 사이 우두커니 있는 시간에 니코틴을 달라고 하는 뇌의 소리가 커진다.

그럴 때에는 우두커니 있는 시간을 만들지 말고 다음 행동으로 들어간다.

쇼핑이나 정원손질 등 밖의 공기를 마시면 좋은 기분전환이 된다.

담배를 피우고 싶으면 그 기분을 무시하고 무조건 행동을 할 일이다.

술 마시는 자리에 권유받았을 때

기름진 안주

담배끊기를 시작한 2주간은 술자리나 만찬의 권유를 받아도 절대로 거절한다.

3주일 이후, 절대로 안심이라는 자신이 설 때까지 가능하면 거절하는 편이 무난하다.

니코틴에 대한 뇌의 욕구는 아직도 강해서 술을 마시고 담배를 피우고 싶은 욕망을 억제한다는 것은 매우 어려운 고난도의 기술이다.

술자리에 앉아서 술에 취하면 자기를 제어하기가 어려워진다.

담배끊기 중에 술자리에 앉으면 이제까지보다 긴장도를 높이기가 어려워지므로 만일 술자리에 앉는다면 조금씩 마시도록 한다.

기름진 안주는 담배를 피우고 싶게 만들기 때문에 기름진 안주는 피하고, 샐러드 등 개운한 것을 들도록 한다.

변비가 될 염려가 있을 때

변비 때문에 담배를 피우는 사람도 있다

담배끊기로 변비가 되면 어떻게 할까 염려하는 사람이

있다.

그중에는 담배를 피우면 볼일을 잘 볼 수 있다고 해서 담배를 피우는 사람도 있을 것이다.

볼일을 잘 보기 위해서는 장이 죄기도 하고 풀어지기도 해서 소화물을 앞으로 밀어내는 연동운동이 활발해질 필요가 있다.

세로토닌이 활발하게 작용하면 연동운동도 활발해진다.

세로토닌의 작용이 나빠지면 연동운동이 나빠져서 볼일을 잘 볼 수가 없다.

장은 제2의 뇌라고 일컬어지고 있는데 세로토닌의 약 90%가 장에 있다.

니코틴이 들어오면 뇌 안의 세로토닌의 작용이 일시적으로 활발해지는데 장 안에서도 마찬가지여서 니코틴의 자극을 받으면 세로토닌이 작용해 연동운동이 활발해진다.

아침을 먹은 뒤 한 대를 피우면 이윽고 화장실에 가고 싶은 것은 이 때문이다.

변비로 고생하는 사람에게 볼일을 시원하게 볼 수 있는 데서 느끼는 쾌감은 느끼기 어려운 경험일 것이다.

그래서 담배를 피우는 사람은 담배를 피우는 일을 변비를 해소하는 방법으로 생각하고 있는 것이다.

그러나 담배를 피우지 않는 사람도 담배를 피우는 사람과 마찬가지로 볼일을 잘 본다.

니코틴에 의존하지 않고 있는 사람은 식사를 함으로써 위장이 작용하면 세로토닌의 작용이 활발해지기 때문이다.

담배끊기를 해서 니코틴의 영향이 몸에서 모두 빠지면 세로토닌은 자력으로 작용을 하기 시작해 아침 식사 뒤에 자연히 볼일을 보고자 하는 느낌을 받게 된다.

그러나 니코틴을 체내에서 배출하는 동안에는 일시적으로 변비가 될 가능성은 있다.

이럴 때 변비약을 복용하는 것도 좋을 것이다.

그러나 3개월이 지나면 변비약을 먹지 않아도 자연히 볼일을 볼 수 있게 된다.

파트너나 가족이 담배를 피운다면

비아그라도 효력이 없는 흡연

가족 등 가까이 있는 사람 가운데 담배를 피우는 사람이 있다면 담배끊기가 매우 힘들어진다.

또 간접흡연의 걱정이 있는 한, 건강면에 드리우는 어두운 그림자는 사라지지 않는다.

가족 가운데 담배를 피우는 사람이 있으면 담배가 끼치는 건강에 대한 해독이나 중독상태를 설명해 준다.

만약에 여성의 경우 남편이 담배를 피운다면 그가 이론적으로 이해를 한다면 담배끊기로 돌아설 가능성이 높다.

그래도 담배끊기를 거부하는 사람이 있으면 발기부전이나 비아그라의 효력에 대해서도 설명해 준다.

흡연자에게는 비아그라도 효력이 없다. 남성에게 이것은 큰 문제이다.

부모가 담배를 피운다면 수명이 짧아지고 병 때문에 고생할지도 모른다는 것을 설명해드린다.

주위 사람들에게 담배끊기를 선언한다

말이 아닌 실제 행동으로 옮긴다

말한 것을 실제 행동으로 옮기는 사람에게는 존경이 따른다. 그러나 말만 앞세우는 사람에게 존경은 따르지 않는다.

당연한 사실을 주위 사람들에게 크게 선언한다. 그렇게 되면 뒤로 물러설 수 없는 마음이 생기고 일을 성취하고자 하는 의욕이 높아진다.

한 대 피우고 싶다는 욕망이 생겼을 때 창피함을 느끼는 당신의 마음이 당신을 만류해주는 힘이 되어 준다.

담배끊기를 선언한 마당에 결과적으로 거짓말쟁이가 되면 창피한 마음은 담배끊기를 뒷받침하는 힘으로써 크게 작용한다.

반면 담배를 싫어하는 사람들은 당신의 담배끊기를 환영해 비흡연자 그룹으로 맞아들일 것이다.

그들은 자기 경험에서 담배끊기에 대한 조언을 많이 해 줄 것이다. 그 경험담에는 참고가 될 일이 많이 들어 있으므로 적극적으로 듣도록 한다.

현재의 흡연자로부터는 '한 대쯤 어때?' 하는 악마의 속삭임이 있을지도 모른다.

그럴 때에는 담배끊기를 실행한 자신을 자랑스럽게 여기고 단호하게 이를 거절해야 한다.

만약에 한 대를 피워 버린다면

그럴 때에는 당황하지 말아야 한다

담배를 피우고 싶은 생각은 좀처럼 사라지지 않을 것이다.

그 기분은 니코틴을 체내에서 배출하는 동안에 가장 강하게 나타나는데, 그 뒤에도 일이 있을 때마다 당신을 유혹할

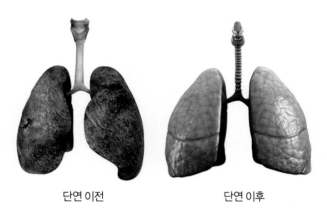

단연 이전　　　　　　　　단연 이후

당신의 폐는 깨끗해질 수 있다.

것이다.

뇌가 일단 외운 쾌감은 지울 수가 없기 때문이다.

뇌는 평생 동안 당신에게 담배를 피워 달라고 조를 것이다.

이 속삭임은 수면 중에도 이어지고 10년이 지나도 담배를 피우는 꿈을 꾸게 할 만큼 끈질기다.

그러한 뇌의 목소리는 회식 때나 지나친 스트레스가 쌓였을 때, 여느 때 이상으로 커진다.

그 소리에 항복(?)을 해 자기도 모르게 한 대 피우는 일이 있을지 모른다.

만약에 한 대에 손을 댔다면 당황하지 말아야 한다.

니코틴 중독 증상이 사라졌다면 그 한 대는 매우 맛이 없다고 느낄 것이다.

맛이 없다는 감각을 중요시해 다시는 피우지 않겠다고 맹세한다. 전화위복으로 돌린다.

한 대만이라면 다시 니코틴 중독으로 되돌아가지는 않는다.

그러나 두 대째를 계속 피우면 뇌를 자극해 맛있다고 느끼게 된다.

한 대를 피워도 자신을 나무라지 말고 그것으로 끝낼 의지를 갖도록 한다.

당신의 흡연은 어느 유형인가?

K유형, D유형, C유형

담배끊는 사람이 담배끊기에 실패하는 이유는 방법이 자기에게 알맞지 않아서 실패하는 경우가 많다. 그래서 거듭 도전을 했다가 또 실패하는 경우가 있다.

K유형 (금연의 머리글자 K)

날마다 담배는 피우지만 흡연에 전혀 얽매이지 않는 유형이다.

예를 들면 단골 거래처를 찾아 회의실에 안내되었을 때 그 방이 금연실인가의 여부보다도 상의할 내용에 집중하는 유형이다.

또 감기 따위로 몸이 좋지 않아 회사를 쉬었을 때에도 식후의 한 대를 피우지 않는 경우도 있다.

정년을 맞이한 사람으로 즐겨 피웠던 담배를 식사 뒤 커피를 마실 때만 한 대 피우는 사람을 보게 되는데, 이러한 사람은 K유형의 본보기라 할 수 있다.

이런 유형은 언제라도 담배를 끊을 수가 있기 때문에 담배 끊기의 이상적 유형이라 할 수 있다.

D유형 (담배끊기의 머리글자 D)

하루에 한 갑 이상 피우는 사람으로 중독이 된 사람이다.

상사가 부르는 순간에도 담배와 라이터를 손에 들고 상사의 책상 앞에 앉자마자 담배에 불을 붙이는 유형이다.

또 단골 거래처를 접대할 때는 한 시간도 채 되기 전에 한 갑을 피운다.

또 흡연장소에 서서 초조한 듯이 담배를 피는 사람을 보게 되는데 그들은 모두 이 유형에 속한다.

C유형 (중간의 머리글자 C)

K유형과 D유형의 중간 유형이다

홉연자들 가운데에는 이 유형이 가장 많은데, 스트레스를 받는 정도에 따라서 K유형이 되기도 하고 D유형이 되기도 한다.

담배끊기를 시작할 때 가장 중요한 것은 자기가 어느 유형에 속하는 가를 알아야 하는 것이다.

K유형이라면 '금연'으로도 충분하다.

이 유형은 병이 아니다. 자신의 판단으로 충분히 제어할 수 있는 사람이다.

그 어떤 이유로 해서 담배를 다시 피워도 곧 금연을 다시 할 수 있기 때문에 별 문제가 없다.

D유형이나 C유형이라면 유감스럽지만 '담배끊기'를 할 수밖에 없다.

D유형이나 C유형이라고 인식했음에도 다시 홉연을 했을 경우, 당신은 홉연하고 있었을 때보다도 더 육체적인 해로움을 당한다. 육체 각 환부의 증상은 급속히 진행된다.

이 유형은 니코틴 의존증에 걸린 경우이다.

자기 유형을 판별하는 방법

알코올 의존증으로부터 기적적으로 회복한 사람에게는 몇 가지 공통점이 있다.

그중에서도 가장 큰 공통점은 아내를 위해서라든가, 아이를 위해서, 형제를 위해서처럼 '누군가를 위해서' 끊는 것이 아니라 '자기를 위해서' 끊는 것이다.

담배끊기도 마찬가지이다. 누군가를 위해서 담배끊기에 도전한 사람은 모두 실패한다. 자기를 위해서 담배끊기를 시도한 사람만이 순조롭게 담배끊기를 이어 갈 수가 있다.

그렇다면 '누군가를 위해서'가 아니라 '나 자신을 위해서'라고 하는 생각을 갖기 위해서는 어떻게 하면 좋은가?

먼저 자기가 흡연자로서 어느 유형에 속하는가를 판단할 필요가 있다.

자기 점검 목록

첫날 : 휴일의 하루를 절연(節煙 ; 10개비 이내)으로 지낸다. 단, 테스트는 반드시 이틀 연휴의 첫날 토요일에 한다.

둘째날 : 휴일의 하루를 절연(5개비 이내)으로 지낸다. 단, 테스트는 반드시 이틀 연휴의 둘째날인 일요일에 한다.

셋째날 : 연휴가 끝난 다음 날 하루를 절연(10개비 이내)한다. 단, 테스트는 반드시 이틀 연휴가 끝난 뒤 출근날(월요일)에 한다.

판단 방법

· 사흘 동안 지정된 개비 수 이내로 절연할 수 있는 사람은 **K유형**이다.

· 사흘째만 지정된 개비 수를 넘은 사람은 **C유형**이다.

· 사흘을 기다리지 못하고 첫째날이나 둘째날에 지정 개비 수를 넘은 사람은 **D유형**이다.

담배끊기의 기술

10분 담배끊는 법

C유형이나 D유형인 사람 가운데에서 이제까지 담배끊기에 도전한 일이 있는 사람은 다음 두 가지 일을 실감나게 떠올릴 수 있을 것이다.

첫 번째는, 담배끊기를 하면 이내 찾아오는, 담배를 피우고 싶어서 못 견디겠다는, 무어라 말할 수 없는 기분이다.

기분을 전환하기 위해 TV를 봐도, 좋아하는 음악을 들어도, 산책을 해도, 흡연욕구가 머릿속에서 맴돌아 담배만 생각하게 된다.

'담배를 피우고 싶다'는 강박관념에 신경이 위협을 받는다.

두 번째는, '습관적 흡연' 또는 '고정적 흡연' 때에 담배끊는 괴로움이다.

'습관적 흡연'이란 아침에 일어났을 때, 화장실 갔을 때, 전화를 걸 때, 타협할 일이 있을 때, 생각을 할 때, 원고를 쓸 때, 스트레스를 받았을 때의 흡연을 말한다.

'고정적 흡연'이라고 하는 것은 '식후의 한 대', '휴식 시간 때의 한 대', '(접대 회식 때) 알코올이 들어왔을 때의 한 대' 등, 특정 상황 아래에서 반드시 거쳐야 하는 통과의례처럼 되어 있는 흡연을 말한다.

이것은 파블로프의 '개의 조건 반사'와 비슷해서, 흡연자의 뇌와 몸이, '알코올을 마시면 조건반사적으로 흡연하는' 상태가 되어 있기 때문에 이것 또한 갑자기 그 조건 반사를 그만두기란 역시 어려운 일이다.

C유형이나 D유형인 사람 가운데에서 이제까지 담배끊기에 도전한 일이 있는 사람이라면 이상과 같은 애로는 잘 알고 있을 것이다.

다시 도전하는 사람은 의지가 약해서가 아니라 방법을 몰라서 실패한 것이다.

자기 방식으로, 자기의 의지를 과신해서 도전했기 때문에 실패했을 뿐이다.

그렇다면 어떠한 방법이 있는가?

그 방법을 구체적으로 살피기 전에 한 가지 보충할 점이 있다.

그것은 접대나 회식 등에서 알코올이 들어왔을 때의 흡연 욕구이다.

고정적 흡연 중에서 이 알코올과 한 덩어리가 된 흡연을 외면하는 일이 가장 어려운 것으로, 술을 마시는 사람으로서 담배끊기를 계속하고 있던 사람이 실패하는 것은 거의 100%가 술자리에서이다.

접대 상대가 담배를 잘 피우고 스트레스를 계속 안겨주는 유형일 경우 자제심을 잃고 자기도 모르는 사이 담배 하나 달라고 해서 피워 버린다.

또 술에 몹시 취했을 때는 자제심의 문제가 아니라 일시적인 기억상실까지도 일으킬 정도니까 담배를 끊어야 한다는 의식 같은 것은 남아 있을 리가 없다.

골초도 할 수 있는 24시간 담배끊기

알코올 의존증이 된 사람이 담배끊기를 막 시작했을 때의 음주 욕구는, 니코틴 의존증에 걸린 사람(C유형이나 D유형)이 담배끊기를 막 시작했을 때의 흡연 욕구와는 비교가 되지 않을 만큼 강력하다.

이럴 때 담배를 끊을 묘책은 없는 것일까?

있다. 골초도 할 수 있는 '마법의 담배끊기 방법'이 있다.

바로 24시간 담배끊기이다.

24시간 담배끊기의 기본은 오늘 하루(24시간)만 피우지 않는다고 하는 것이다.

오늘 하루를 날마다 쌓아 가면 틀림없이 담배를 끊을 수가 있다.

C유형이나 D유형인 사람 가운데에는 틀림없이 그 하루를 참을 수가 없으니까 적절한 도움말을 구하고 있는 것이 아니냐 해서 화를 내는 사람이 있을지도 모른다.

하지만 화를 내는 사람은 그만큼 니코틴 중독의 위험도가 높고 흡연 욕구가 강하다고 말할 수가 있다.

오늘 하루 참는 것이 무리라면 1시간이면 어떤가? 1시간이 무리라면 30분은 어떤가? 30분이 무리라면 10분은?

10분이라면 참을 수 있을 것이다.

10분 동안 참을 수 있다면 다음 10분도 참을 수 있다. 이렇게 하면 누구라도 하루 동안 담배끊기를 할 수 있다. 오늘 하루 참을 수 있다면 다음 날도 오늘 하루 동안만 참는 것이다.

이렇게 해서 하루하루를 쌓아 가면 1주일이 되고 한 달이 되고, 마침내 1년이 되어 평생 동안 담배끊기를 할 수가 있다.

단지 10분이든 한 시간이든 하루든 참을 수 있었다는 사실을 의식함으로써 뇌 안에 도파민이 분비된다.

이 자연적인 도파민이 흡연에 의한 유독성이 따른 도파민에 승리를 거두게 되면 진정으로 성공한 담배끊기가 되는 것이다.

제9부

담배끊기의 효과

'오랫동안 담배를 피우고 있으니까 지금 새삼스럽게 금연을 해도 달라질 것이 없다'고 생각할지도 모른다. 그러나 절대로 그렇지가 않다.

담배를 끊으면 바로 그때부터 가족이나 주위 사람들이 간접흡연에 얽힐 폐해가 사라진다.

옷이나 방, 차에 더이상 담배 냄새가 찌들지 않는다.

주위 사람들이 불쾌감을 느끼지 않아도 된다.

담배를 끊은 며칠 뒤에는 미각이나 후각이 예민해져 음식을 맛있게 느끼게 된다.

그밖에도 아침에 눈을 뜨는 것이 상쾌해지고 피부가 좋아지고 입 냄새가 없어지는 등 일상생활에서 효과를 실감할 수 있다.

폐암에 걸릴 확률이 낮아진다

담배 끊은 뒤 1~9개월로 폐가 깨끗해지기 시작한다

담배끊기의 본질은 뭐니뭐니해도 '건강한 몸을 회복'하는 데에 있다.

담배는 확실하게 건강을 해친다. 이것은 흡연자가 외면해서는 안 될 절대적인 사실이다.

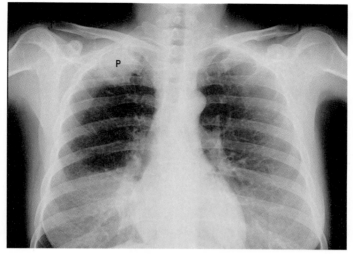
폐암에 걸린 폐

　담배연기에는 타르를 비롯한 발암물질이나 독성이 강한 유해물질이 많이 들어 있다. 그것이 오랜 세월 동안 몸에 괴어 몸의 세포에 상처를 입힘으로써 암이 발생하게 된다.

　30년 동안이나 발암물질을 몸 안에 받아들이면 사람의 몸은 암을 막을 수가 없다.

　해마다 많은 사람이 암으로 죽어가고 있다.

　그중에서 암 사망률 1위가 폐암인데, 그 폐암의 80%가 담배에 의한 것이다.

　이처럼 폐암은 매우 무서운 암이다.

유방암이나 자궁암은 발견이 빠르면 80%가 살아남는다. 그런데 폐암이 발견되었을 때는 이미 치료 시기를 놓친 경우가 많아서 80%가 목숨을 잃고 만다.

담배 때문에 암에 걸기는 장기는 폐만이 아니다.

후두암, 인두암, 식도암, 방광암 등도 흡연 때문에 생기는 암이다.

담배의 유해성은 상상 이상으로 무섭고 격렬한 것이다. 흡연을 그만두면 1~9개월 안에 세포는 깨끗해지기 시작해 5년 뒤에는 폐암으로 죽을 위험성이 반으로 줄어든다. 10년 뒤에는 비흡연자와 같아지고 그 밖의 암의 위험성도 줄어든다.

흡연은 어느 때엔가는 멈출 때가 오게 된다. 그것이 암이 생긴 뒤인가, 몸이 건강할 때인가. 이에 대한 대답 여하에 따라서 인생은 180도로 달라진다.

피부가 고와진다

흡연을 하면 각질이 오래 남아 피부가 거칠어진다

담배끊기는 그 어떤 고급 미용액보다도 좋은 미용술이다.

돈을 전혀 들이지 않아도 불과 1개월 만에 피부는 극적으로 아름다워진다. 이러한 변화는 흡연자가 담배를 끊었을 때만 누릴 수 있는 특권이다.

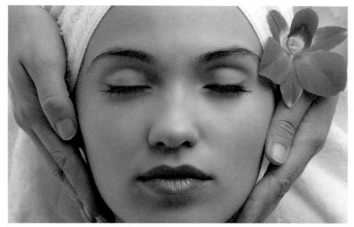

단연하면 피부가 고와진다

피부는 담배끊기에 의해서 어떻게 재생되는가? 그 구조는 어떻게 되어 있는가?

몸 구석구석까지 영양이나 산소를 전달하고 있는 것은 동맥을 흐르는 혈액이다. 동맥의 피는 아름다운 색을 띠고 있다. 피 속에 들어 있는 헤모글로빈은 산소를 몸 곳곳으로 운반하는 것으로, 산소와 결합하면 붉고 선명한 색이 된다.

그런데 담배를 피우면 동맥 안으로 일산화탄소가 흘러들어가게 된다.

일산화탄소가 헤모글로빈과 결합하는 힘은 무려 산소의 200~300배나 된다.

따라서 일산화탄소가 동맥 안으로 들어가면 헤모글로빈은 산소와 결합할 수 없게 된다. 그 결과 혈액은 거무스름하게 바뀌고 몸은 가벼운 산소결핍 상태가 된다.

인간의 피부색은 동맥 속 혈액의 색을 반영한다. 혈액의 색이 아름답고 붉으면 피부도 혈색이 좋은 싱싱한 색이 된다.

그런데 동맥의 혈액이 깨끗하지 않으면 피부는 검어져서 흙빛이 된다. 흡연자들의 피부가 검은 것은 본디 피부가 검어서 그런 것이 아니다.

피부는 신진대사에 의해서 늘 새롭게 태어난다. 이 신진대사에 필요한 것이 영양과 산소이다.

담배를 피우면 신진대사의 힘이 떨어지고 새로운 피부세포는 만들어지기 어렵다. 그렇게 되면 각질(피부의 가장 바깥쪽 부분)이 언제까지나 피부에 남아 각질이 두껍고 거칠거칠한 피부가 된다.

담배를 끊으면 생생한 피부를 되찾을 수 있다. 단연을 하는 보람이 큰 수확인 것이다.

일의 능률이 올라간다

흡연자는 점심시간을 두 번 갖는다

스트레스가 많은 직업일수록 흡연율도 높아진다.

머리를 순식간에 개운하게 해주고 몸에 해방감을 주는 담배는 스트레스 발산에 안성맞춤인 것처럼 여겨진다.

담배를 피우지 않으면 일의 능률이 오르지 않는다는 것도 흡연자가 담배를 끊을 수 없는 커다란 이유 가운데 하나이다.

그러나 이것은 잘못된 생각이다. 담배를 피우지 않는 편이 일의 능률은 확실히 올라간다.

미국의 어떤 연구에 의하면 '비흡연자의 일의 능률은 흡연자보다도 5% 이상 높다'는 것이 증명되고 있다.

'담배를 피우지 못해 초조해하는 시간이 많다', '흡연을 위해 일자리를 떠나는 시간이 많다' 등이 흡연자의 일의 능률을 떨어뜨리는 이유이다.

최근 흡연자의 채용을 꺼리는 기업이 늘어나고 있는데 이것은 흡연자의 노동력은 비흡연자보다도 떨어진다는 것이 사회적으로 인정되고 있기 때문이다.

흡연자의 결근일수는 담배를 피우지 않는 사람의 약 3배이다. 그 이유 가운데 하나는 담배 연기에 의해서 기도가 거칠어져 있기 때문에 감기로부터의 회복이 어렵기 때문이다. 비흡연자라면 하루만 누워 있어도 회복될 감기도 흡연자는 출근할 수 있을 때까지 사흘이나 걸린다.

또 흡연자는 '점심시간을 두 번 갖는다'고 하는 혹평도 있다. 현재 어느 직장에서나 일을 하는 자리에서는 담배를 피울 수가 없다. 흡연자는 담배를 피울 때마다 자리를 뜬다. 그리고 5분이란 시간을 들여 담배를 피운다.

흡연실은 대개 회사의 구석에 있을 것이다. 그 구석으로 가서 돌아올 때까지 약 3분, 그러면 담배 한 대를 피우기 위해 8분이란 시간이 든다. 하루 노동시간을 8시간으로 잡고 1시간에 한 대씩 피운다고 하면 흡연 시간은 모두 합해서 64분. 점심 시간과 거의 같은 시간이다.

담배끊기 중에는 중독증상을 벗어날 때까지 흡연 때보다도 일의 능률이 떨어지는 것도 사실이다. 그러나 담배를 끊고 2주일이 지나면 일의 능률이 높아져서 마침내 흡연 때보다도 훨씬 효율적으로 일을 할 수 있게 된다.

흡연을 위해 자리를 떠나는 시간도, 담배를 피우고 싶다고 고민하는 시간도 없어지므로 집중력도 올라갈 것이다.

일은 잘 한다고 인정을 받으면서도 담배 때문에 능력이 낮게 평가된다는 것은 억울한 일이다.

연애도 결혼도 잘 되어 간다

흡연은 결혼이나 연애의 좁은 문이 된다

이것은 주로 여자의 경우이다.

'여자가 담배를 피우다니…' 하는 말을 들으면 기분이 좋지

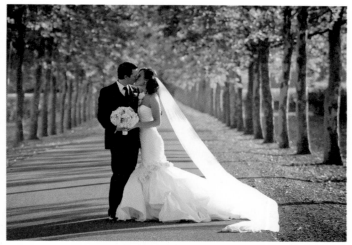
비흡연자가 되면 연애, 결혼의 문이 넓어진다

않다.

　'내 돈으로 피우는데 무슨 상관이냐'고 반박하고 싶은 마음도 무리는 아니다. 그럴 때일수록 담배는 맛있게 느껴진다.

　그러나 앞으로 새로운 연애를 하고 싶다, 조건이 좋은 결혼 상대를 찾고 싶다고 생각한다면 담배를 끊는 것보다 더 좋은 일은 없다.

　흡연이 흡연자에게 연애나 결혼에 분명히 좁은 문이 된다는 것은 여러 조사에서도 나타나 있다. 바꾸어 말하면 비흡연자가 되면 연애, 결혼의 문이 넓어진다.

금연 앞에는 훌륭한 연애와 결혼이 기다리고 있는 것이다.

음식이 날마다 맛이 있다

냄새를 모르면 식사의 감동이 줄어든다

담배를 끊으면 '식사가 날마다 맛이 있다'는 효과가 있다.

음식의 맛은 2/3~3/4은 냄새에 의해서 결정된다는 것은 널리 알려진 사실이다.

우리는 혀로 맛을 느끼고 있다고 생각하지만 실은 대부분 코로 맡는다.

맛있게 보여도 냄새가 시원치 않으면 먹을 생각이 나지 않는다. 코가 막혀 있으면 무엇을 먹어도 맛을 모르기 때문이다. 이런 점에서도 흡연자는 큰 손해를 보고 있다.

담배를 피우고 있으면 후각이 둔해진다. 거의 모르는 상태라고 해도 좋을 것이다.

그런데 비흡연자는 날마다 밥의 향기에도 감동을 느낀다. 먹는다는 것은 인간의 본능이므로 즐길 수 있느냐의 여부에 따라 인생의 즐거움은 크게 달라진다.

냄새를 모르면 식사의 감동이 줄어든다. '무엇을 먹어도 별로 차이가 없다' '더 맛이 있는 것을 먹고 싶다'는 생각을 가지면서 세끼 식사를 하고 있다면 그 사람의 인생은 큰 손해를

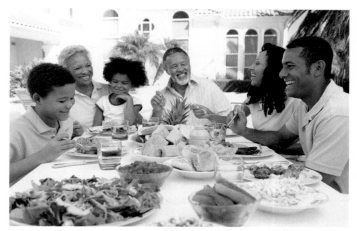

담배를 끊으면 식사가 맛있어진다

보고 있는 것이다.

후각이 둔해진 폐해는 이것만이 아니다. 냄새를 모르면 맛을 진하게 하고 싶어진다. 맛이 진하지 않으면 맛있다고 느끼지 않기 때문이다. 맛을 진하게 하면 많은 양을 먹게 된다.

40세가 지난 흡연자는 내장지방증후군의 요인이 40%나 늘어나는 것으로 보고되어 있다. 다이어트를 위해 흡연을 시작하는 사람이 있는데 이것은 역효과이다. 중년 이후는 살이 빠지기는커녕 오히려 살이 찌는 체질로 변한다.

담배를 피우지 않으면 후각은 제자리로 돌아온다. 단연의 효과를 실감하는 것은 '밥이 맛있다'는 감동이다.

입냄새, 몸냄새에 신경을 쓰지 않아도 된다

담배는 입냄새, 몸냄새를 강하게 만든다.

담배를 피우고 있는 본인은 잘 느끼지 못해도 주위 사람들은 당신을 담배냄새가 나는 사람으로 느끼고 있을 것이다.

담배를 피우면 후각이 둔해지므로 본인이 약간 느낄 정도면 주위 사람에게는 냄새가 꽤 많이 나는 것으로 생각해도 좋을 것이다.

냄새를 없애는 물질을 사용하는 사람도 많을 것이다.

그러나 담배에 의한 입냄새는 치아 뒤에 눌어붙은 진(타르)이나 폐에서 나오는 것이므로 유감스럽지만 치약이나 냄새 제거용 스프레이로는 지울 수가 없다.

담배 진은 양복에도 눌어붙는다, 목욕을 하고 새옷으로 갈아입으면 냄새가 안 나므로 담배를 피우지 않는 동안에는 괜찮을 것이다. 그러나 저녁때는 담배 냄새가 몸에 배어 있을 것이다.

담배는 또 치주염(齒周炎)이나 충치를 쉽게 일으키기도 한다. 치주염은 입안에서 세균이 번식하고 있는 상태이므로 입 냄새도 강해진다. 치주염은 흡연자의 경우 비흡연자의 2~9배 이른다고 한다.

치아가 누렇고 입에서 냄새가 나는 흡연자, 담배를 끊으면 이러한 걱정은 모두 사라진다. 입냄새나 누런 치아에 신경을 쓰지 않고 웃는 표정을 지을 수 있다면 얼마나 좋은가.

불이 날 염려가 없어진다

불은 사소한 방심에서 일어난다

담뱃불을 제대로 껐나? 이러한 불안한 경험은 흡연자라면 한두 번이 아닐 것이다.

담배를 피우고 있으면 불의 처리에 끊임없이 신경이 쓰인다. 실제로 담뱃불을 잘 처리하지 못해서 해마다 많은 화재가 일어나 소중한 생명과 재산이 사라지고 있다.

자신의 흡연으로 소중한 가족이 생명을 잃는다면 아무리 후회해도 소용이 없다.

담배를 피우는 사람들은 불을 잘 처리하려고 신경을 쓰고 있을 것이다.

불은 사소한 방심에서 일어난다. 365일 날마다 담배를 피우는 사람은 1년 내내 화재에 대해서 걱정을 하고 있는 꼴이 된다. 이 스트레스도 상당히 크다.

그러나 담배를 피우지 않으면 이 스트레스는 모두 사라진다. 뿐만 아니라 생활이 날마다 편안해질 것이다. 참고로 담배에 의한 화재는, 껐다고 생각하고 버린 담배꽁초의 불씨가 다시 살아나 일어난다는 것을 명심해 둘 일이다.

스모커즈 페이스가 되지 않는다

흡연은 피부의 탄력성을 빼앗는다

일반적으로 담배를 피우는 여성에게는 '멋지다', '눈에 띈다', '자립적이다'라는 이미지가 따른다. 그러나 이러한 이미지는 과연 진실일까?

스모커즈 페이스라는 말이 있다. 흡연자가 가지는 독특한 얼굴 생김새를 말한다. 흡연 연수나 담배 개비 수에 비례해서 얼굴이 할머니처럼 되어 간다.

히알루론산(酸)이나 콜라겐, 비타민C는 피부에 좋다고 해서 기초 화장품에 쓰이는 성분이다. 이것들은 본디 사람의 피부에도 포함되어 있어서 피부의 팽팽함이나 윤기를 유지해 주는 역할이 있다.

그런데 담배연기는 이들 성분을 파괴해 피부로부터 팽팽함이나 탄력을 빼앗아 간다.

이렇게 되면 얼굴은 어떻게 되는가? 뺨은 움푹 들어가고 피부는 축 늘어지고 눈초리가 치켜 올라간다. 눈이나 입 주위에는 깊은 주름이 잡힌다. 흡연은 기미나 검은 빛의 원인이 되는 멜라닌 색소를 다섯 살이나 빨리 증가시킨다.

눈초리가 치켜 올라가고 주름이 깊고 기미가 진한 얼굴—

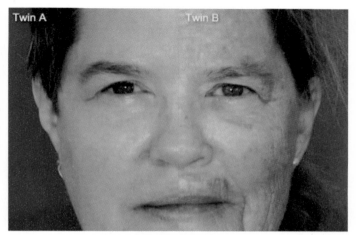

스모커즈 페이스

이것이야말로 전형적인 흡연자의 얼굴이다. 사람의 접근을 허용하지 않는 엄숙한 얼굴을 멋지다고 말해주는 사람도 있을 것이다. 그러나 거기에는 여성답고 부드러운 표정은 없다.

30세가 지난 흡연자는 이러한 자신의 용모 변화를 이미 느끼고 있을 것이다. 20대에게는 선뜻 이해가 가지 않을지도 모른다. 그러나 담배를 피우고 있으면 이윽고 누구나 예외 없이 그러한 얼굴이 된다.

담배는 얼굴을 다섯 살이나 빨리 늙게 만든다. 그러나 담배와 인연을 끊으면 스모커즈 페이스는 그 이상 진행되지 않는다. 당신의 얼굴은 다섯 살 젊어질 수가 있는 것이다.

담배는 노화촉진제, 담배끊기는 회춘촉진제이다. 당신은 어느 쪽을 택할 것인가?

세계일주 여행도 갈 수 있다

30년 동안에 48,600,000원의 돈이 모인다

담배끊기는 과연 손해인가? 담배끊기로 손해 보는 일은 하나도 없다. 오히려 얻는 것이 산더미 같다.

돈이 모인다는 것이 그것이다.

현재 담뱃값은 한 갑에 4,500원. 상표에 따라 차이는 있지만 여기에서는 하루에 4,500원으로 계산해 보기로 한다. 하루에 4,500원은 그리 큰 액수는 아니다.

그러나 '티끌모아 태산'이라는 말이 있다. 이 돈을 저금통에 넣는 것이다.

1주일 동안에 31,500원의 돈이 모인다. 1개월 뒤에는 135,000원. 단연 성공의 가늠이 되는 3개월 뒤에는 405,000원의 돈이 저금통으로 들어간다.

이것은 여기에서 끝나는 것이 아니다. 30년 뒤에는 더 큰 성과가 나타난다.

발암물질 등 많은 유해물질을 포함하는 담배를 30년 동안 계속 피우면 폐암 등 생명에 관련된 무서운 병에 걸리게 된다.

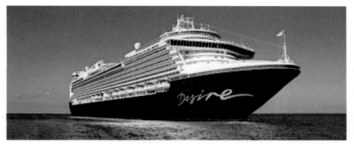

30년 동안 담배를 끊고 담뱃값을 모으면 세계일주도 가능하다

그러나 지금 담배와 인연을 끊으면 10년 뒤에 암 발생 위험도는 비흡연자와 같은 수준까지 내려간다. 그리고 30년 뒤에는 깨끗한 폐를 되찾음과 동시에 무려 48,600,000원의 돈이 모이게 된다.

이만한 돈이 있으면 세계일주 여행을 떠날 수도 있다. 고급 자동차도 구입할 수 있을 것이다. 꿈이 있는 화려한 미래가 당신을 기다린다.

그런데 담배를 지금처럼 피우고 있으면 어떻게 되는가. 당신은 48,600,000원이라는 거금을 들여 발암물질을 몸에 주입하게 된다.

이때 당신을 기다리고 있는 것은 병든 몸과 고통스러운 인생이다.

그야말로 천국과 지옥의 차이이다.

담배끊기에 따른 건강상의 변화

담배끊기 직후부터 몸의 변화가 일어난다

담배끊기 20분 이내 : 심박수와 혈압이 떨어진다.

담배끊기 12시간 : 혈중 일산화탄소가 희박해져 정상치가
된다.

담배끊기 뒤 2~12주간 : 혈액 순환과 폐 기능이 개선된다.

담배끊기 뒤 1~9개월 : 기침이나 숨찬 현상이 감소된다.

담배끊기 뒤 1년 : 관상동맥성심장질환(冠狀動脈性心臟疾
患)의 위험도가 흡연자의 약 반으로 떨어
진다.

담배끊기 5년 : 담배끊기 5~15년 후면 뇌졸중의 위험도가
비흡연자와 같아진다.

담배끊기 10년 : 폐암의 발생 확률이 흡연자에 비해 약 반
으로 낮아지고 구강, 인후, 식도, 방광, 경부
(頸部), 췌장 등에 암이 발생할 위험도가 낮
아진다.

담배끊기 15년 : 관상동맥성심장질환의 발생 위험도가 비흡
연자와 같아진다.

제10부

담배여! 굿바이

―담배끊기에 성공하는 법―

틀림없이 담배끊는 방법이 있다. 치명적인 신체상의 질병을 얻는 일이다. 이것은 대개 다음과 같은 과정을 거친다.

인생의 고민이 생긴다. 고민을 잊기 위해 담배를 잇따라 피운다. 그러다가 몸에 이상 증상이 생겨 병원의 진찰을 받는다. 병원으로부터 치명적인 병이 있으니 담배를 끊어야 한다는 권고를 받는다.

치명적인 병이라는 진단이 무거운 압력으로 마음을 짓누른다. 그는 그날부터 담배를 끊는다. 이 방법은 100% 담배끊기의 효과를 나타낸다. 치명적인 병이라는 심리적인 압박이 담배를 피우고 싶은 욕망을 짓눌러 100% 효과를 나타낸다.

그러나 이것은 너무나 가혹한 방법이다. 생명과 바꾸어서 담배를 피우지 않게 되니 말이다.

이것은 우리 주위에서 흔히 볼 수 있는 일이다. 부정할 수 없는 사실이다.

100% 확실한 담배끊기

고민→줄담배→질병→끊기

김씨는 어느 소규모 인쇄소 사장이었다. 그러나 그 인쇄소는 그의 소유가 아니었으므로 그는 이른바 '바지사장'이었다.

그는 인쇄소의 매출을 올리려고, 즉 이익을 높여 관련된 사람들을 먹여살리려고 밤낮없이 노력했다.

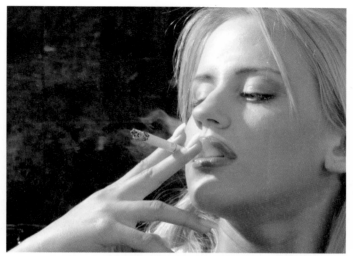

담배를 피우는 폼은 멋지다. 이런 매력으로 담배를 피우는 사람도 있다

그런데 그에게는 한 가지 고민이 있었다.

기세가 등등한 노동자들이 작은 회사지만 회계장부를 내놓으라는 것이다.

이러한 사회적 경험이 없었던 김씨는 고민에 빠졌다. 회사수입이 만족스럽지 못한 데다가 이러한 노동자들의 요구에 익숙하지 못했기 때문이다.

그의 고민은 시간이 지날수록 커져만 갔다. 피우던 담배의 양도 늘어났다. 하루에 한 갑이 두 갑이 되었다.

그러던 중 몸의 이상을 느꼈다. 목소리가 달라진 것이다. 병원을 찾았다. 진단 결과 후두암이었다. 의사로부터 담배를 끊으라는 권고를 받았다. 그는 그날로 담배를 끊었다.

그는 지금 후두암 수술과 항암 치료를 받고 있다.

그는 흔히 말하는 금연을 위한 과정을 겪지 않고 그날로 바로 담배를 끊었다.

어떻게 해서 이것이 가능했는가? 진단의 충격이 담배를 피우고 싶은 욕망을 압도했기 때문이다.

그러나 이런 담배끊기는 어리석은 방법이다. 생명과 바꿀 단계에 이르러서야 담배를 끊었으니 말이다.

새해의 결심

술부터 끊는다

새해가 되면 누구나 새해의 포부를 내건다.

아마도 흡연자 가운데에는 이런저런 이유로 새해에는 꼭 담배를 끊어야겠다고 맹세하는 사람이 적지 않다.

그러나 담배를 피우고 싶은 유혹을 이겨내기란 참으로 어려운 일이다.

그런데 그는 어떻게 끊기에 성공했는가?

'이런 방법으로 담배끊기에 성공했다'는 체험담을 소개해 보기로 한다.

1. 우선 술을 끊었다

술이나 커피를 마시면 담배를 피우고 싶어진다는 것은 흔히 볼 수 있는 일이다.

그는 처음에 술을 끊는 것부터 시작했다.

그래서 담배를 피우고 싶다는 기회가 줄어들어 담배끊기에 성공했다고 한다.

어느 쪽이나 성공을 거두는 데는 매우 강한 의지가 필요한데 곱절로 건강해질 수가 있어서 효과는 상당히 컸다고 한다.

2. 절약할 수 있는 담뱃값을 생각했다.

1주일에 30달러(약 36,000원)를 담뱃값으로 지출했다는 이 남성은 담배를 끊으면 어느 정도 저축을 할 수 있는가를 생각했다.

주 30달러. 여기에 1년인 52주를 곱하면 약 1,560달러(약 187,200원). 그것이 25년 계속되면 39,000달러(약 46,800,000원)을 지출한다는 계산이 된다.

이 정도의 돈을 절약할 수 있다고 생각하면 의외로 간단하게 담배를 끊을 수가 있었다고 한다. '티끌모아 태산'이었다.

3. 담배를 피우는 친구를 만나지 않기로 했다

담배를 피우는 친구와 함께 있으면 자기도 모르게 유혹을 받아 '그럼 한 대 피워볼까?' 해서 결심이 좌절되고 만다.

그래서 담배를 피우는 친구를 만나지 않기로 했고 담배를 피우는 사람이나 피우고 있는 사람이 많은 장소에 가지 않자 성공률이 더욱 높아졌다.

4. 담배끊기의 괴로움보다도 얻는 이익에 초점을 두었다.

담배를 끊으면 돈을 절약할 수 있을 뿐만 아니라 무엇보다도 건강해질 수가 있다.

금단증상의 괴로움보다도 얻을 수 있는 이익에 초점을 맞추었다.

5. 무엇인가 열중할 수 있는 것과 담배를 바꾸었다.

담배끊기를 실행하면서 담배를 끊는 괴로움에서 벗어나기 위해 운동에 정신을 쏟았다.

무엇인가에 열중할 수 있는 것으로 대체함으로써 담배에 그다지 관심을 두지 않게 되었다.

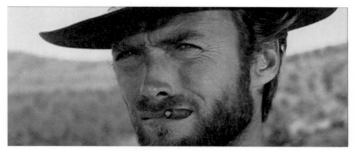

클린트 이스트우드의 담배 피우는 모습

6. 주위 사람들의 체험담을 들었다.

20년에 가까운 흡연자였던 박씨는 해외여행을 계기로 담배를 끊을 수 있었다.

호주에 살고 있는 누이동생을 찾아갔을 때 비행기 안에서 담배를 피울 수가 없었는데, 그대로 현지에서도 담배를 피우지 않고 있었더니 깨끗이 끊을 수가 있었다고 한다.

의사가 권하는 담배끊기

흡연자가 담배끊기를 할 경우 가장 중요한 것은 의지일지도 모르지만 '방법'도 중요하다.

'피우지 마라! 피우지 마라! 견뎌라! 견뎌라!'라고 하는 정신론만으로는 담배끊기가 좌절될 확률도 높아진다.

이제 한 달이 되어 가고 있는 나의 담배끊는 법을 의사에게 어떻게 생각하느냐고 물었더니 그는 기꺼이 찬성하고 보증까지 해주었다.

그래서 여기에 나의 비법을 적어볼까 한다.

나는 담배를 끊으면 시간의 경과와 함께 몸에 어떠한 변화가 생기는가에 대해 언급한 사이트를 샅샅이 뒤졌다.

이를테면 미국의 제약회사 파이저가 공개한 '지금 바로 끊기'라는 사이트에 '담배를 끊었더니 이렇게 좋았다'라고 하는 페이지가 있다.

그것을 보면 담배를 끊고 며칠 뒤에는 '맛에 대한 감각이 예민'해지고, 1~2개월로 '만성기관지염 증상이 개선'되고,

2년으로 '협심증이나 심근경색 등의 심장병 발병 위험률이 담배를 피우는 사람에 비해 뚜렷이 저하'되며,

20년 동안 피우지 않으면 '구강암에 걸릴 확률이 담배를 피우지 않는 사람과 같게 된다'는 것이 아닌가!

이제 담배끊기를 시작한 지 1개월이 되는 나는 맛에 대한 감각이 예민해졌을 것이다. 그리고 '이대로 끊기를 계속하면' 하고 담배끊기를 계속하는 나의 미래를 상상했다.

그러자 이대로 계속하자는 생각이 들었고 무리를 해서 견디고 있다는 감각이 차츰 사라지고 기분이 편해지는 것을 느

졌다.

나는 이런 식으로 담배끊기를 계속했지만 전문가의 관점에서 보면 어떨까 하고 생각했다.

그래서 나는 의사에게 '이 방법으로 담배끊기를 계속해도 좋을까요' 하고 물었다. 그러자 그는 매우 좋은 방법이라고 하면서, 단연을 한 자기 모습을 떠올린다는 것은 매우 중요하다고 말했다.

그의 말은 계속되었다.

'유튜브 같은 곳에는 흡연자와 비흡연자의 표정이나 폐를 비교한 동영상 등이 있는데 그것을 보고 담배끊기의 동기부여를 높이는 것도 좋을 것입니다.'

의사가 본 담배끊기 뒤의 시계열표

마지막 담배를 피운 순간부터 몸의 원상복구가 시작된다

담배끊기 개시 직후

담배를 다 피운 순간부터 몸은 흡연으로 인한 몸의 변화를 원상으로 되돌리기 위해 움직이기 시작한다.

여러 가지 유해물질이 가져온 피해로부터의 회복이 이 시점에서 이미 시작되고 있다.

담배끊기를 하자마자 담배연기로 인해 주위 사람들에게 끼치던 피해도 끝난다. 즉, 가족이나 연인, 친구나 동료들을 '담배연기로 오염시키지는 않을까' 하는 걱정이 없어진다.

20분 뒤

담배끊기 개시 20분으로 몸이 입은 피해로부터의 회복이 시작되고 있다.

니코틴에 의해 수축되었던 혈관이 원상으로 되돌아오고 혈압과 맥박이 정상화되기 시작하며 체온도 정상으로 회복된다.

이 시간부터 니코틴 감소에 의해 몸이 담배를 요구하기 시작해 집중력 저하, 초조 등과 같은 금단증상이 일어나기 시작한다.

8시간 뒤

담배 때문에 증가되었던 혈액 속 일산화탄소가 감소하고 산소농도가 올라간다.

산소농도가 올라감으로써 호흡이 편해진다.

담배에 의해 떨어졌던 운동능력이 회복되기 시작한다.

일이 끝났을 때나 식후 등의 흡연이 생활의 일부가 되어 있던 사람은 이 단계에서 금단증상과의 싸움이 시작된다.

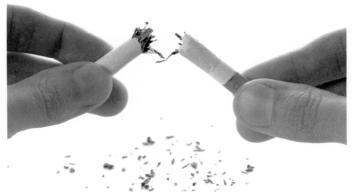

담배를 얕잡아보는 자세가 담배끊기의 지름길이다

사람에 따라서는 이 시점에서 담배끊기를 포기한다.

당신의 담배끊기는 지금 막 시작 단계. 앞으로가 진짜이다.

24시간 뒤

담배에 의해 증가되었던 혈액 중의 일산화탄소가 정상으로
돌아온다.
폐의 정화작용이 시작되고 정상화됨으로써 심장발작의 위
험성도 저하되어 간다.

담배끊기에서 24시간 지날 무렵부터 금단증상이 가장 괴로
워지는 기간이 시작된다.

어제 하루 담배끊기를 할 수 있었으니까 오늘도 힘을 내자.

다시 흡연을 하자니 24시간이라는 시간이 아깝다.

여기에서 마음을 굳게 먹고 담배욕구를 단절한다.

48시간(2일) 뒤

담배 때문에 원활하게 기능하지 못했던 후각이나 미각, 위의 작용이 정상으로 돌아오기 시작한다.

냄새나 맛을 분명히 알 수 있게 되고 밥맛이 좋아진다.

식욕증가로 과식하기가 쉬워 체중증가에 주의해야 한다.

72시간(3일) 뒤

폐활량이나 기관지의 기능이 회복되고 운동기능이 크게 회복되어 있다. 참고로 달리기 등의 운동을 해보면 운동기능의 회복을 실감할 수가 있다.

니코틴이 몸속에서 완전히 빠져나가 금단증상도 완화된다.

이 금단증상을 극복하면 담배를 피우고 싶다는 욕구와 결별할 수가 있다.

1주일 뒤

니코틴 때문에 떨어졌던 수면의 질이 개선되기 시작한다.

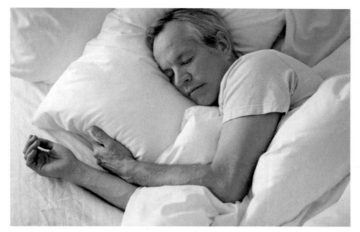

담배를 끊으면 수면의 질이 좋아진다

아세틸콜린이라고 하는 신경전달 물질의 기능이 정상화되어 질이 좋은 수면을 취할 수 있게 된다.

푹 자고 빨리 일어날 수 있다.

낮에 찾아오는 수면부족에 시달리는 사람은 이 무렵부터 호흡의 질이 개선되었다는 것을 실감할 수 있을 것이다.

니코틴 의존증으로 인한 금단증상도 이 무렵부터 급속히 편해진다.

2주일 뒤

순환기능이 회복되어 심장과 혈관 기능이 회복된다.

냉증이었던 사람도 차가운 손발을 그다지 느끼지 않는다.

흡연으로 손상된 피부가 좋아진다.

피부의 팽팽함, 윤기, 투명감이 생기는데, 여성의 경우 화장도 잘 받고 거울 보는 일이 즐거워진다.

1개월~9개월 뒤

금단증상이 가라앉고 일상생활이 편해진다.

감기나 독감, 심근경색, 위궤양, 십이지장궤양 등의 발병률이 낮아진다.

여기까지 오면 담배끊기의 제1단계가 성공했다고 할 수 있다. 그러나 방심은 금물이다.

한 개비 정도라면 괜찮겠지 해서 무의식 중에 피우는 일이 있다. 그렇게 되면 이전의 뇌 안의 회로가 눈을 뜨고 두 개비, 세 개비, 네 개비로 연속해서 피우게 된다. 이렇게 되면 이제까지의 노력이 물거품으로 돌아간다.

1년 뒤

가벼운 COPD(만성폐쇄성폐질환)가 있는 사람의 폐기능의 개선을 볼 수가 있다.

기침, 가래, 숨이 차는 일이 개선된다.

나른한 몸이나 피로해지기 쉬운 체질이 개선되어 활동적이 되었다는 것을 느낄 수가 있다.

체력이 되돌아온다.

감기 등의 감염증에 잘 걸리지 않는다.

여기까지 오면 담배끊기는 거의 성공했다고 할 수가 있다.

2~4년 뒤

협심증, 심근경색 등 허혈성 심장질환의 발병률이 35% 감소된다.

뇌경색의 발병률도 분명히 줄어든다.

이 시기에도 방심하면 담배에 손이 가는 경우가 있다.

5~9년 뒤

여기까지 담배끊기가 이어지면 폐암 발병률도 꽤 낮아져 있을 것이다.

그 밖에도 허혈성 심장질환이나 뇌경색 등의 발병률도 줄어든다.

그 밖의 암 발병률의 저하도 확인되어 있다.

10~15년 뒤

10년 뒤에는 폐암의 발병률이 반으로 낮아진다.

그까짓 담배쯤이야

담배를 얕잡아보아야 끊어진다

담배를 끊은 다른 경우를 보기로 하자. 그의 말을 직접 들어보자.

담배를 끊은 지 약 3년이 되었습니다. 흡연을 시작한 것은 14세 때, 중학교 2학년 여름방학 때부터였습니다.

아주 초기에는 하나의 놀이 기분이었죠. 그러나 몇 개월 뒤에는 본격적으로 담배를 피우기 시작해 그 뒤 25년 동안 날마다 한 갑(20개비)을 피워 왔습니다.

몸에 나쁘다, 건강을 해친다, 경제적이지 못하다, 주위에 폐를 끼친다는 것을 알면서도, 감기로 목이 아플 때에도 계속 피웠습니다.

물론 '담배를 끊자'하고 여러 차례(분명히 10회 이상) 시도한 적이 있었죠.

가족이나 친구 등 가까운 사람들이나 거래처, 회사의 상사,

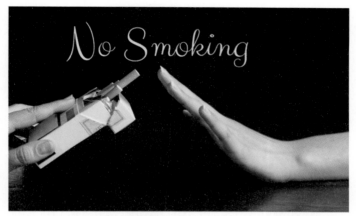

담배끊기 중에 흡연을 권유받으면 이를 단호히 거절하는 용기가 필요하다

동료의 권유를 받아, 또 길거리에서 금연이 실시된 때에도 '이 기회에 그만두어야지' 하고 굳게 마음먹고 담배끊기를 시도해 본 적도 있었습니다.

그러나 기껏해야 한 달밖에 가지 못한 채 원상으로 복귀하고 말았습니다.

담배를 끊지 못한 이유는 어디에 있었는가?

'담배를 끊은' 것이 아니라 '금연'을 했기 때문이라고 생각합니다. 담배를 그만두는 것이 아니라 담배 피우는 것을 금한다고 자신에게 타일렀기 때문이었을 것입니다.

담배를 끊었다는 것을 이야기하면 '정신력이 강하군요' 하고 말하는 사람이 있었는데 여기에는 위화감이라고 하는 저항이 있었습니다.

'정신력이 강하다'고 하는 것은 담배를 피우고 싶다는 마음을 '정신적으로 억제하고 있다'는 상태입니다.

사람은 억제를 당하면 용수철처럼 원상으로 되돌아가는 버릇이 있습니다. 반항기의 아이들은 타인의 억제를 받으면 반발을 하고 맙니다.

따라서 금연을 계속한다는 것은 고통스러운 상태를 참고 있을 뿐 '한 개비만 피울까?' 또는 '흡연자 근처에서 냄새를 맡고 참자(간접흡연)'와 같은 유혹이 있으면 쉽사리 무너지고 맙니다.

이로써 담배를 끊는다(단연하다)에는 두 가지 단계가 있다는 것을 알았습니다.

첫 번째 단계는 '육체적인 의존'으로부터 벗어나는 일입니다.

이것은 집중적으로 수분을 대량으로 섭취함으로써 비교적 빨리(약 1주일쯤) 벗어날 수가 있습니다. 이 기간 동안에는 '머리가 멍하다'거나 '목이 마르다'고 하는 금단증상으로 고통을 받습니다. 그러나 이 기간이 지나면 몸이 니코틴을 원하는 현상이 줄어듭니다.

두 번째 단계는 '정신적인 의존'으로부터 벗어나는 일입니다.

이것은 매우 까다로워서 과거에 이 단계에서 실패했습니다.

단연을 하고 있는 동안에 '주위의 흡연자에 대한 부러움', '음주 때 담배를 피우고 싶은 욕구', '이대로 평생 동안 담배를 못피우다니 너무 괴롭다'와 같은 미련 등으로 유혹에 무너지고 말았습니다.

그렇다면 어떻게 끊을 수가 있었는가?

나의 경우 대답은 두 가지가 있습니다.

하나는 '담배를 피우는 대의명분을 하나하나 스스로 생각해서 자기 부정을 한 일'입니다. 이제까지 나는 '담배를 피운다는 것은 나에게 좋은 일, 별수 없는 일이다'고 타이르고 있었습니다. 담배를 피우는 것을 정당화하는 쪽으로 말입니다. 이를테면

▶담배를 피우지 않으면 초조하다.
▶담배를 피우지 않으면 밥이 맛이 있어서 살이 찐다.
▶담배는 맛이 있다.
▶지금 그만두어도 폐는 깨끗해지지 않는다.
▶상사와의 의사소통에 필요하다.
▶담배를 피우면 멋이 있다.
▶담배를 피우면 긴장감이 높아진다.
▶담배는 졸음을 쫓아준다.

이상과 같은 생각 뒤에는, 그러니까 나에게는 담배가 필요

하다는 그릇된 변명(대의명분)이 있었습니다. 이것들을 하나하나 스스로에게 묻고 답하면서 자기 부정을 해 보았습니다.

담배를 피우지 않으면 초조해진다.

→정말로 그러한가? 그렇다면 담배를 피우지 않는 사람은 모두 초조해하고 있는가? 아니다.

→나는 특수한 체질인가? 아니다.

담배를 끊으면 밥이 맛있어서 살이 찐다.

→정말 그러한가? 그렇다면 담배를 피우지 않는 사람은 모두 뚱뚱하다? 아니다.

→나는 특수한 체질인가? 아니다.

담배는 맛이 있다.

→정말인가? 차분하게 생각한 적이 있는가?

→자기가 가장 좋아하는 음식과 비교해서 어느 쪽이 맛있는가? 음식 쪽이 맛있는 것이 당연하다.

→처음으로 피운 담배는 맛이 있었다? 맛이 없었다.

→어렸을 적에 어른이 뿜어 내는 담배 연기는 어떠했나? 싫었다.

지금 끊어도 폐는 깨끗해지지 않는다.

→폐가 깨끗해지지 않으니까 피우는가?

→위의 이유는 담배를 계속 피워야 하는 것에 대한 변명이 되지 않는다.

→본디 폐가 더러워진다는 것을 알고 피웠으니까 당연하다.

상사와의 의사소통에 필요하다.

→정말로 그러한가? 담배가 없으면 상사와 의사소통을 할 수 없는가?

→의사소통과 흡연은 관계가 없는 것이 아닌가.

담배를 피우면 멋이 있다.

→도대체 담배를 피우면 무슨 멋이 있는가?

→단순한 자격지심에 지나지 않는 것이 아닌가?

담배를 피우면 긴장감이 높아진다. 졸음이 달아난다.

→자극물이기 때문에 각성작용은 있지만 유해한 물질을 몸 안에 넣어서까지 긴장감을 높일 필요가 있는가?

→달리 대용품이 있지는 않은가? 담배를 피우지 않는 사람 모두가 집중력이 없을 리가 없다.

→졸릴 때는 몸이 신호를 보내고 있으므로 그 신호를 무시하는 것은 오히려 몸에 좋지 않다.

이렇게 자문자답을 해보니 이제까지 내가 얼마만큼 흡연생활과 타협해왔는가를 알았습니다. 담배를 끊은 지금에도 '자기부정' 행위는 '반성'한다는 뜻도 있어서 지금도 자주 실시하고 있습니다.

두 번째는 담배가 없는 생활이 얼마나 훌륭한가를 상상하고, 실감하고, 그 생각을 계속 가지는 것입니다. 구체적으로는 다음과 같습니다.

담배의 확인 작업을 하지 않아서 좋다

담배를 피울 때에는 회사에 나갈 때 '담배를 챙겼나?, 담배가 다 떨어져 가는 것은 아닌가?, 라이터의 가스는 아직 남아 있는가?' 등을 확인하게 됩니다. 담배를 피우지 않게 되니 이런 일을 일일이 생각하지 않아서 좋습니다.

담배를 사지 않아서 좋다

담배를 피우는 사람에게 담배를 산다는 것은 귀찮은 행위입니다. 우선 자기가 좋아하는 상표가 있는 담배 가게나 담배가 어디에 있는지를 알아두어야 합니다. 또 잔돈이 있는가의 점검도 필요합니다.

또 관광지에서는 근처에 담배를 파는 가게가 없어서 자동차로 이리저리 돌아다니던 일도 있었습니다.

담배 피울 장소를 물색하지 않아서 좋다

이것이 가장 귀찮은 일이었고 담배를 피우지 않게 되어 편해졌다는 것을 절실히 느끼고 있습니다. 시내에서의 길거리 금연이 실시되어 밖에서 피울 수가 없게 되었을 때입니다. 이에 때를 맞추어 금연을 실시하는 음식점이 늘어났습니다.

식후의 흡연장소가 없어졌기 때문에 여간 고통스러운 일이 아니었습니다. 사람이 없는 장소에서 남몰래 피우는 번거로움은 흡연을 하지 않는 사람은 모를 것입니다.

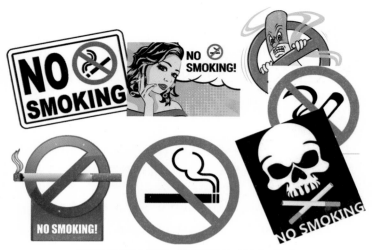
담배를 끊으면 이런 표지에 신경을 쓰지 않아도 된다

회사에서는 흡연실이 각 층에 있는 것이 아니어서 다른 층으로 가서 좁은 장소에 끼어들어 담배를 피웠습니다.

대개는 만원이어서 순번을 기다렸다가 피우는 일도 가끔 있었습니다.

또 회식 때문에 음식점으로 갈 때는 금연이 당연한 일이어서 흡연을 참거나 참석을 단념하기도 했습니다. 따라서 회식 때는 거기에서 담배를 피울 수가 있는가 하는 것이 우선 관심사가 되었습니다.

지하철의 경우도 마찬가지입니다. 역은 기본적으로 금연구역이기 때문에 역 밖의 흡연실에서 지나가는 사람들의 차가운 시선을 느끼며 피워야 했습니다.

비행기의 경우는 더욱 심했습니다. 출발 전에 공항 내 흡연실에서 마음껏(?) 피우고 탑승, 현지에 도착하면 현지 공항에서도 흡연실을 찾아야 했습니다.

가장 비참한 것이 해외여행입니다. 미국으로 갈 때 공항에서 피운 뒤에는 현지에서도 전혀 피울 수가 없어서 시차로 몸이 나른한 데다가 금단증상으로 기분이 나빠졌습니다. 그 결과 해외여행이 싫은 적도 있었습니다.

그밖에도 흡연장소에서의 쓰라린 경험이 있습니다. 이를테면 자택에서는 환풍기 아래에서 피워야 하고, 담배를 피우지 않는 친구집에 놀러 갔을 때에도 담배를 피울 수가 없어서 고통을 받아야 했고, 겨울에는 밖에서 추위에 떨면서 피워야 했습니다.

자가용 자동차이면서 동승자가 담배를 피우지 않는 사람이기 때문에 운전 중에는 피울 수가 없어 휴게소에 들르는 등, 고생이 많았습니다.

이런 고생에서 벗어난 지금은 날마다 즐거운 시간을 보내고 있습니다. 역 외의 흡연소에서 피어오르는 연기 속에서 담배를 피우고 있는 사람들을 보면 '담배끊기를 참 잘했다'고 절실히 느끼고 있습니다.

담배냄새에서 해방되다

담배를 피우던 무렵의 나는 담배냄새에 마비되어 알 수가 없었으나 끊은 뒤에는 흡연자가 풍기는 담배냄새를 분명히 알 수가 있었습니다.

선술집에서 주위에서 담배를 피우는 사람들 틈에 있다가 집에 돌아와서 벗은 옷에서 담배냄새가 나는 것을 알았습니다.

될 수 있는 대로 남에게 연기가 가지 않도록 옆을 향해서 담배를 피우는 등 조심하기는 했으나 그래도 남에게 폐를 끼치고 있었다는 것을 새삼 깨달았습니다.

흡연에서 벗어나면 그런 신경을 쓰지 않아도 되었는데 이것도 매우 즐거운 일의 하나가 되었습니다.

이상과 같이 담배를 끊음으로써 얼마나 편해졌는지, 번거로운 일이 줄어들었는지 실감했습니다.

물론 이 이외에도 사소한 일이지만 '주머니에 담배 찌꺼기가 남지 않게 되었다', '자동차 안에 재가 날리지 않게 되었다', '자동차나 집 재떨이를 비우지 않아도 되었다' 등등 흡연생활에서는 맛볼 수 없었던 쾌적한 생활을 할 수가 있게 되었습니다.

이상 나의 담배끊기 경험을 적어 보았는데 이것을 읽은 독자들께서는 '무엇 때문에 그렇게까지 하면서 담배를 피울까?' 하고 생각할지도 모릅니다. 나 자신도 담배를 끊은 지금에 와서 이 의문은 잘 알 수가 있습니다.

그러나 담배를 피웠을 무렵의 나(흡연자)에게는 뜻도 모르고 아무튼 필사적으로 담배를 날마다 피웠습니다. 마치 담배라고 하는 마귀에 홀린 것처럼 말입니다.

나도 그랬지만 한창 피우고 있는 흡연자들은 '괴로워하고 있을 것'으로 생각합니다. 머리로는 흡연이 해롭다는 것을 알고 있어도 그것에서 벗어날 수가 없는 것에 대해서 말입니다.

내가 담배를 끊은 뒤의 생활은 한 마디로 말하자면 '편해졌다', '귀찮은 일이 줄었다' 해서 거창하게 들릴지 모르지만 담배의 깊은 늪에서 벗어난 기쁨을 마음껏 누리고 있습니다.

따라서 먼저, 담배를 끊은 것이 얼마나 신나는 일인가를 상상하는 일이 중요하다고 생각합니다.

그리고 담배를 끊고 그것을 실감할 수가 있으면 담배끊기 생활로 한 발자국 가까이 다가갈 수가 있습니다.

나는 이제까지 담배를 피운 일을 후회하지는 않습니다.

오히려 흡연생활에서 벗어나 신나는 세계를 체험할 수 있었다는 점에 기쁨을 느끼고 있습니다.

지금 담배를 피우고 있는 분들도 이 '신나는 일'을 체험할 수 있는 귀중한 기회를 가지고 있다고 생각합니다.

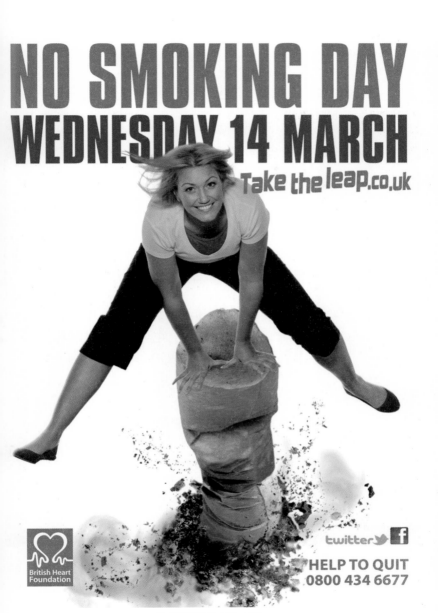

세계의 금연 포스터, 영국

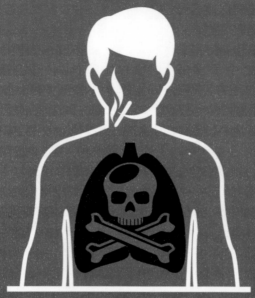

STOP SMOKING

Lorem ipsum dolor sit amet, consectetur adipiscing elit.
Aliquam sed mi dictum, imperdiet ligula a, porttitor lacus.
Aenean ex tortor, eleifend ac dolor non, lacinia semper lacus.

세계의 금연 포스터

김성숙(金聖淑)
연세대학교 영문학과 졸업. 「율리시스학회」 창학 50년 강의
1955년 최재서 지도받아 제임스 조이스 「율리시스」 연구번역에 평생 바치기로 결심
1960년 「율리시스학회」를 창학, 오늘도 조이스 연구강의를 하고 있다.
2011년 55년 열정을 바쳐 옮긴 제임스 조이스 《율리시스》 한국어판 간행
옮긴책 존 듀이 《민주주의와 교육》 《철학의 개조》
데이비드 흄 《인간이란 무엇인가(오성·정념·도덕)》
아우렐리우스 《명상록》
키케로 《인생론》

아주 쉽게 담배를 끊는 방법
斷煙術
담배여, 굿바이!

김성숙 엮음

1판 1쇄 발행/2019. 5. 5

발행인 고정일
발행처 동서문화사
창업 1956. 12. 12. 등록 16-3799
서울 중구 다산로 12길 6(신당동 4층)
☎ 546-0331~6 Fax. 545-0331
www.dongsuhbook.com

*

사업자등록번호 211-87-75330
ISBN 978-89-497-1725-8 03510